Meghna Chopra
Meenal Gulve

# Determinação do comprimento de trabalho em endodontia

Meghna Chopra
Meenal Gulve

# Determinação do comprimento de trabalho em endodontia

ScienciaScripts

Cover image: www.ingimage.com

This book is a translation from the original published under ISBN 978-3-659-88671-3.

Publisher:
Sciencia Scripts
is a trademark of
Dodo Books Indian Ocean Ltd. and OmniScriptum S.R.L publishing group

120 High Road, East Finchley, London, N2 9ED, United Kingdom
Str. Armeneasca 28/1, office 1, Chisinau MD-2012, Republic of Moldova, Europe
Managing Directors: Ieva Konstantinova, Victoria Ursu
info@omniscriptum.com

Printed at: see last page
**ISBN: 978-620-8-52682-5**

# ÍNDICE

# CAPÍTULO 1. INTRODUÇÃO

O objetivo mais importante da endodontia é a preservação dos dentes naturais. Os pré-requisitos para uma endodontia bem sucedida são uma abertura de acesso correta, desbridamento adequado e preparação biomecânica até um comprimento pré-determinado e obturação tridimensional do espaço do canal radicular preparado. Destes três pré-requisitos, os dois últimos não podem ser realizados com exatidão a menos que o comprimento de trabalho seja determinado com precisão.[1]

O comprimento de trabalho é definido como **"a distância de um ponto de referência coronal até ao ponto em que a preparação do canal e a obturação devem terminar".** A determinação exacta do comprimento de trabalho é uma parte crucial do sucesso do tratamento endodôntico.

A determinação do comprimento de trabalho decide com exatidão o ponto final apical para a instrumentação e obturação.

Diz-se que **"o ápice é a essência da endodontia".** Existem determinadas caraterísticas importantes no ápice do dente com as quais é necessário estar familiarizado para determinar um comprimento de trabalho exato.

O forame apical é a principal abertura apical do canal radicular. Está frequentemente localizado excentricamente longe do ápice anatómico ou radiográfico. A constrição apical (diâmetro apical menor) é a porção apical do canal radicular com o diâmetro mais estreito. Esta posição pode variar, mas geralmente fica **0,5 a 1,0 mm** aquém do centro do forame apical. O diâmetro menor alarga-se apicalmente até ao forame, ou seja, o diâmetro maior, e assume uma forma de funil.

Grove afirmou que "o ponto correto para a obturação do canal radicular é a junção da dentina com o cemento e que a polpa deve ser cortada no ponto da dentina e do cemento e que a polpa deve ser cortada no ponto da sua união com a membrana periodontal".[3]

A junção cementodentinária (JCD) é um ponto de referência onde começa o ligamento periodontal e termina a polpa. No entanto, deve ser salientado que a junção cementodentinária é um marco histológico que não pode ser localizado clínica ou radiograficamente. A junção cementodentinária nem sempre coincide com a constrição apical. Por isso, a constrição apical é considerada como um ponto final apical ideal para a instrumentação e obturação na terapia do canal radicular.[4]

A posição do selamento apical também parece ser altamente significativa na determinação da taxa de sucesso. Estudos histológicos demonstraram que forçar os materiais de obturação do canal radicular nos tecidos periapicais pode resultar numa condição inflamatória persistente. Além disso, a extrusão de resíduos infectados através do forame apical deve ser evitada durante a limpeza e a moldagem do canal radicular. Os canais excessivamente preenchidos têm uma taxa de insucesso quase quatro vezes maior do que os canais preenchidos até ao ápice radiográfico.[5]

A instrumentação excessiva e/ou a obturação excessiva podem ser evitadas através da determinação exacta do comprimento de trabalho do canal radicular. Os métodos mais comuns para a determinação do comprimento de trabalho são os métodos radiográficos e os métodos electrónicos. Também foram utilizados outros métodos, como o sentido tátil digital, a sensibilidade periodontal apical e as medições de pontos de papel, mas não são fiáveis e estão sujeitos a diferenças acentuadas entre os sujeitos.

A sofisticação tecnológica evolutiva é a marca registada de todos os empreendimentos científicos e clínicos. A endodontia é uma ciência em constante mudança e nunca foi tímida em relação à tecnologia. À medida que novas investigações e experiências clínicas alargam os nossos conhecimentos, são necessárias alterações no tratamento e adaptação às revoluções científicas e tecnológicas. A determinação eletrónica do comprimento de trabalho utilizando um localizador eletrónico do ápice é uma alternativa que tem despertado um interesse considerável.[6]

O cálculo do comprimento de trabalho determina até que ponto os instrumentos são colocados e trabalhados no canal e, consequentemente, até que ponto os tecidos, detritos, metabolitos, produtos finais e outros itens indesejados são removidos do canal. Limitará a profundidade a que a obturação do canal pode ser colocada e também afectará o grau de dor e desconforto que o paciente sentirá após a consulta.

Se for calculado dentro dos limites corretos, o comprimento de trabalho desempenhará um papel importante na determinação do sucesso do tratamento e, pelo contrário, se for calculado incorretamente, pode levar o tratamento ao fracasso. Portanto, pode ver-se claramente que o procedimento para o cálculo do comprimento de trabalho deve ser executado com perícia, usando técnicas que provaram dar resultados valiosos e exactos e por métodos que são práticos e eficazes. Se for efectuado desta forma, os dentistas produzirão muitos tratamentos de alta qualidade e de longevidade considerável.[7]

# CAPÍTULO 2. PERSPECTIVA HISTÓRICA

No final **do século** XIX - o comprimento de trabalho era normalmente calculado até ao local onde o paciente sentia a sensação de um instrumento colocado no canal.

**1899** - Kells introduziu a radiografia na medicina dentária.

**1900-** A opinião popular era que a polpa dentária se estendia através do dente, passando pelo forame apical até ao tecido periapical, e que o diâmetro mais estreito da porção apical do canal radicular se encontrava precisamente no local onde o canal sai do dente no ápice extremo. Assim, o ápice radiográfico substituiu a sensação do paciente como a posição apical para o cálculo do comprimento de trabalho.[6]

**1918-** Cluster apresentou pela primeira vez a ideia de que o comprimento do canal radicular podia ser determinado utilizando a condutância eléctrica.[6]

**1928-**Blayne utilizou fios de diferentes comprimentos e um marco incisal / oclusal radiografado e depois comparou o comprimento do fio com o comprimento da sombra radiográfica do fio.[6]

**1929-**Grove concebeu um instrumento paralelo a um porta-brocas que tinha uma abertura no centro do cabo com uma escala vernier. A leitura exacta do canal radicular, onde a extremidade da broca parava, não podia ser registada, mas o suporte podia ser inserido na câmara pulpar[3].

**1942-** Suzuki relatou um dispositivo que media a resistência eléctrica entre o ligamento periodontal e a mucosa oral. Descobriu que, em cães, a resistência eléctrica entre o instrumento do canal radicular inserido num canal radicular e um elétrodo aplicado à mucosa oral registava um valor consistente de aproximadamente 6,5 ***K***- ohms.[6]

**1955** - Kuttler investigou microscopicamente os ápices radiculares. Ele mediu as distâncias do ápice ao forame. A distância em jovens de 18-25 anos era de 0,524mm e em indivíduos de 55 anos era de 0,659mm.[8]

**1957-Ingle** utilizou uma radiografia de pré-tratamento num procedimento matemático para determinar o comprimento de trabalho.[2]

**1957-** Schnur utilizou um medidor bimetálico de diferentes radio-opacidades e estabeleceu o seu comprimento de medição inserindo o medidor no canal e tirando depois uma radiografia, após o que regulou os seus instrumentos em conformidade.[6]

**1960-** O melhor método utilizado foi a fixação de um pino de aço de 10 mm na face vestibular do dente com cera utilitária, mantendo o pino paralelo ao longo eixo do dente e obtendo-se uma radiografia. A radiografia assim obtida é levada a um calibre que indicaria o comprimento do dente.[9]

**1960-** Gordon foi o segundo a relatar a utilização de um dispositivo clínico para a medição eléctrica dos canais radiculares[28].

**1962-** Sunada realizou uma série de experiências em pacientes e relatou que a resistência eléctrica entre a membrana mucosa e o periodonto era consistente, independentemente da idade dos pacientes ou da forma e tipo dos dentes. O dispositivo utilizado por Sunada na sua investigação tornou-se a base da maioria dos localizadores apicais.[10]

**1969-** Bramante & Berbert descobriram que o medidor de canais radiculares é mais preciso do que a radiografia nas raízes palatinas de molares e pré-molares superiores.[6]

**1972-** Inoue relatou uma modificação que incorporava a utilização de um componente audiométrico que permitia que o dispositivo relacionasse as profundidades dos canais com o operador através de sons audíveis de baixa frequência.[12]

**1975 - Novas** unidades, como o Neosono (Amadent, Cherry Hill, New Jersey) e muitos outros localizadores apicais do tipo resistência, tornaram-se disponíveis. Têm circuitos melhorados, são mais compactos e são mais fáceis de utilizar.

Todos os localizadores apicais funcionam utilizando o corpo humano para completar um circuito elétrico. Um lado do circuito do localizador apical é ligado a um instrumento endodôntico. O outro lado está ligado ao corpo do paciente, quer através de um contacto com o lábio do paciente, quer através de um elétrodo colocado na mão do paciente. O circuito elétrico fica completo quando o instrumento endodôntico é avançado apicalmente no interior do canal radicular até tocar no tecido periodontal. O ecrã do localizador apical indica que a área apical foi atingida.[29]

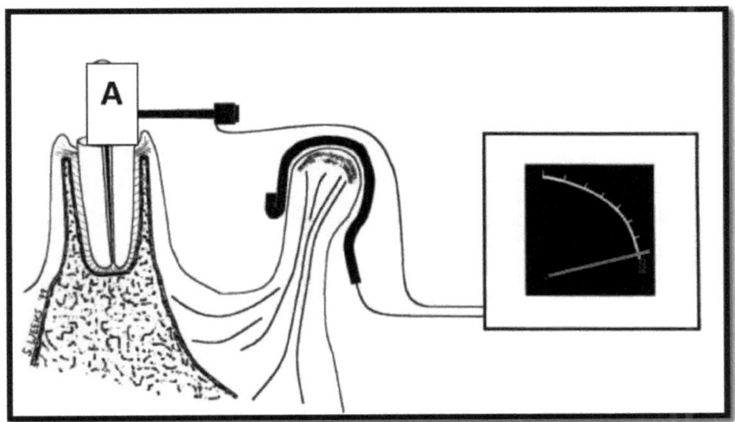


**A. Circuito típico para a determinação eletrónica do comprimento de trabalho. A corrente flui do localizador eletrónico do ápice (EAL) para a lima, para a junção cemento-esmalte e de volta para o EAL, onde a posição das pontas é ilustrada. O circuito é completado através da fixação do lábio.**

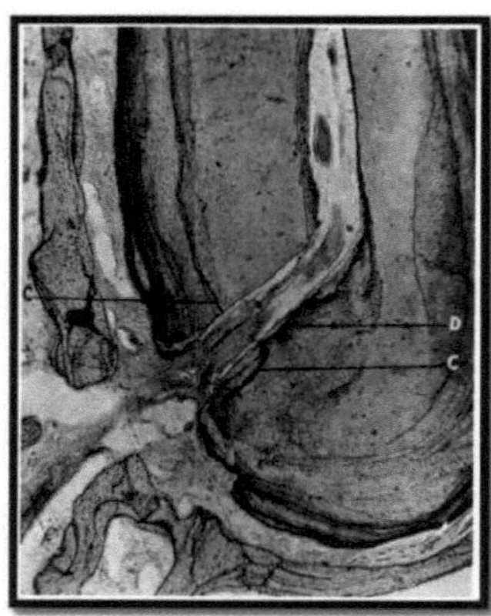


**B. O forame apical a alguma distância do ápice radiográfico enfatiza importância de encontrar o orifício real por EAL. D = dentina; C = cemento.**

No entanto, estes EALs do tipo resistência produzem frequentemente resultados imprecisos quando electrólitos, humidade excessiva, tecido pulpar vital, exsudados ou hemorragia excessiva estão presentes nos canais.[29]

**1987-** Huang referiu que este princípio não é uma caraterística biológica, mas sim um princípio físico.

Um novo localizador apical, o tipo de impedância, foi desenvolvido no final dos anos 80 para melhorar os localizadores apicais do tipo resistência. O EAL do tipo impedância utiliza o mecanismo eletrónico de que a impedância mais elevada se encontra na constrição apical, que é a porção mais estreita do canal onde a impedância muda drasticamente, quando se pensa num canal como sendo um longo tubo oco. No entanto, também foi levantada a questão de saber se este mecanismo poderia ser aplicado ao canal radicular real com várias complicações anatómicas.[29]

**1979** - A Hasegawa introduziu o Endocater.

O Endocator (Hygienic Corporation, Akron, Ohio) foi um exemplo de um localizador apical do tipo impedância. Este dispositivo utilizava uma lima grande revestida com Teflon, que era difícil de utilizar em canais estreitos; além disso, o Teflon descolava-se em canais curvos. Outra desvantagem deste dispositivo era o facto de o doente se sentir por vezes desconfortável devido à elevada corrente utilizada e de a calibração ter de ser efectuada antes de utilizar o dispositivo. O tipo mais recente de EAL foi introduzido no início dos anos 90, num esforço para obter uma medição mais exacta do comprimento do canal em várias circunstâncias do canal. Utiliza tecnologia mais avançada e mede a diferença de impedância entre as duas frequências ou o rácio de duas impedâncias eléctricas.[29]

**1990-Yamashita** relatou um dispositivo que calculava a diferença entre duas impedâncias de duas frequências diferentes, que eram geradas com fontes de corrente sinusoidal composta, e foi comercializado como Endex (Osada Electric Co., Tóquio, Japão).[29]

**1991-** Kobayashi et al relataram o "método do rácio" para medir o comprimento do canal radicular, que era o mecanismo de trabalho básico do Root ZX (J. Morita Corp., Tustin, Califórnia). Esse dispositivo mede as impedâncias de 0,4 kHz e 8 kHz ao mesmo tempo, calcula o quociente das impedâncias e expressa esse quociente em termos da posição da lima dentro do canal. Este dispositivo foi relatado como sendo bastante preciso em várias condições.[29]

**1996** - Pratten e McDonald, compararam a eficácia de três radiografias paralelas e dos localizadores apicais Endex em cadáveres.[20]

**1997** - Kobayashi - relatou um sistema de preparação do canal acionado por motor com capacidade de medição eletrónica do canal (Tri Auto ZX).

O AFA (all fluids allowed) Apex Finder Modelo 7005 (Analytic Endodontics, Orange, Califórnia) é outro tipo de EAL dependente da frequência, que utiliza cinco frequências diferentes (0,5, 1, 2, 4, 8 kHz).

O Bingo 1020 (Forum Engineering Technologies, Rishon Lezion, Israel) utiliza duas frequências separadas, 400 Hz e 8 kHz, mas apenas uma única frequência de cada vez. A utilização de um sinal de frequência única elimina a necessidade de filtros que separam as diferentes frequências do sinal complexo. Além disso, a posição da ponta da lima no Bingo 1020 é calculada com base nas medições do valor quadrático médio do sinal.[28]

# CAPÍTULO 3. REVISÃO DA LITERATURA

A determinação de um comprimento de trabalho exato é um passo crítico na terapia endodôntica. Tradicionalmente, o ponto de término da instrumentação endodôntica e da obturação era determinado pelo sentido tátil, sensibilidade periodontal apical, medição do ponto de papel e técnica radiográfica. Até à data, as radiografias são a técnica mais utilizada, mas estão sujeitas a distorção, ampliação, falta de representação tridimensional, aumento da exposição do paciente à radiação, variabilidade de interpretação entre diferentes clínicos e consomem muito tempo. Os localizadores apicais electrónicos atualmente utilizados para determinar o comprimento de trabalho são auxiliares importantes das radiografias e ultrapassaram as suas desvantagens.

**Kuttler Y (1955)** [8], investigou microscopicamente os ápices radiculares e mediu as distâncias do ápice ao forame. A distância em jovens de 18-25 anos foi de 0,524mm e em indivíduos de 55 anos foi de 0,659mm.

**Best (I960)**[9], utilizou um pino de aço medindo 10mm que é fixado na face vestibular do dente com cera de utilidade mantendo o pino paralelo ao longo eixo do dente e uma radiografia foi obtida. A radiografia assim obtida é levada a um medidor que indicaria o comprimento do dente.

**Sunada (1962)**[10], realizou uma série de experiências em pacientes e relatou que a resistência eléctrica entre a membrana mucosa e o periodonto era consistente, independentemente da idade dos pacientes ou da forma e tipo dos dentes.

O dispositivo utilizado por Sunada na sua investigação tornou-se a base da maioria dos localizadores apicais.

**Langeland (1967)**[11], defendeu o término da instrumentação e obturação na constrição apical . Ele demonstrou histologicamente que a polpa na porção apical do canal radicular, nos canais laterais e ramificações apicais permanece vital e muitas vezes não inflamada, mesmo na presença de radiolucidez. Apesar da necrose e das bactérias que se estabelecem na lesão periapical, a instrumentação e a obturação devem permanecer na constrição apical.

**Inoue (1972)**[12], afastou-se dos localizadores do tipo resistência única e, com a adição de ondas sonoras, criou o Sonoexplorer. Este facto marcou a introdução de localizadores apicais de segunda geração, baseados na impedância, em vez da resistência. À medida que o instrumento avança no canal, o tom audível do Sono-explorer muda de acordo com a resistência. Era emitido um som de tom baixo quando o instrumento se encontrava no aspeto coronal do dente, e eram emitidos sons de tom mais elevado à medida que o instrumento avançava até ser ouvido um som predeterminado quando o ápice era atingido.

**Blank, Tenca e Pelleu (1975)**[13], avaliaram clinicamente os aparelhos de medição electrónicos Endometer e Sono-Explorer (ambos localizadores apicais de segunda geração) para localizar o forame apical na determinação do comprimento do canal radicular. Um total de 65 dentes com 103 canais foram medidos quanto ao comprimento. Ambos os dispositivos electrónicos funcionaram dentro dos limites aceitáveis em 85% (Endometer) e 89% (SonoExplorer) dos canais testados. Os autores recomendaram que estes dispositivos de medição têm um lugar definitivo no arsenal dos dentistas envolvidos na terapia endodôntica.

**Berman e Fleischman (1984)**[14], avaliaram a precisão do localizador apical eletrónico Neosono-D (localizador apical de terceira geração) para localizar o forame apical in vivo em 24 canais radiculares maduros e 5 imaturos em dentes humanos. Os resultados foram obtidos através de medições diretas microscópicas e radiográficas, tendo as radiografias sido baseadas na experiência do operador. Não foram observadas diferenças significativas entre as medições reais e as radiográficas. O dispositivo foi considerado consistentemente preciso em dentes maduros, mas impreciso em dentes imaturos.

**Nahmias Y et al (1987)**[15], avaliaram a exatidão de três localizadores apicais (SonoExplorer [localizador apical de segunda geração], CL Meter [localizador apical de segunda geração] e Neosono-D [localizador apical de terceira geração]). A montagem experimental consistiu num tubo de poliestireno contendo 0,2 mg de ágar em 100 ml de solução salina tamponada com fosfato. Esta solução envolveu completamente as raízes dos dentes testados, tal como acontece com o ligamento periodontal in vivo. Foi introduzida uma lima no espaço do canal radicular até que o dispositivo indicasse que o forame apical tinha sido atingido. Foi utilizado um grupo de controlo no qual o comprimento de trabalho foi estabelecido 1,0 mm antes do ápice radiográfico. Não foram encontradas diferenças significativas entre o grupo de controlo e os diferentes dispositivos na sua capacidade de localizar com precisão o forame apical, concluindo que os localizadores apicais são muito precisos na determinação da localização do forame apical.

**Kaufman AY et al (1989)**[16], compararam a precisão do Dentometer (localizador apical de segunda geração) e do Sono-Explorer (localizador apical de segunda geração), entre si e com o método radiográfico de determinação do comprimento do dente. As leituras obtidas pelo Dentómetro foram mais curtas, em média 0,28 ± 0,64 mm, do que as obtidas pelo Sono-Explorer ($p < 0,001$) e 0,32 ± 0,63 mm mais curtas do que os resultados obtidos pelo comprimento de trabalho calculado. ($p < 0,001$) Não foi encontrada nenhuma diferença estatisticamente significativa entre o grupo de controlo e os diferentes dispositivos na sua capacidade de localizar com precisão o forame apical, concluindo que os localizadores apicais são muito precisos na determinação da localização do forame apical.

**Fouad AF et al (1990)**[17], avaliaram e compararam o desempenho de cinco instrumentos electrónicos de medição do comprimento do canal radicular (Exact-a-pex [localizador do ápice de segunda geração], Endocater [localizador do ápice de segunda geração], Neosono-D [localizador do ápice de terceira geração], Apex finder [localizador do ápice de terceira geração] e Sono-Explorer Mark III [localizador do ápice de segunda geração]) em condições clínicas e correlacionaram a sua precisão com as estimativas radiográficas do comprimento do canal. Foram utilizados cinco instrumentos electrónicos de medição do comprimento do canal radicular para medir o comprimento de trabalho até ao "apex" em 20 dentes de raiz única programados para extração. Após a extração, o comprimento real do canal foi medido visualmente até um ponto dentro do forame apical. Este comprimento foi comparado com o comprimento do instrumento determinado eletronicamente. A precisão dos instrumentos na determinação da medida do canal dentro de 0,5 mm do forame apical variou de 55 a 75%. As diferenças entre os instrumentos não foram estatisticamente significativas. Em média, todos os instrumentos, exceto o Endocater, forneceram medições do comprimento do canal que estavam para além do forame apical.

**Pratten DH, McDonald NJ (1996)[20]**, compararam a capacidade dos métodos radiográficos e electrónicos para determinar de forma fiável a localização da constrição apical. Os desvios dos dois pontos de terminação experimentais em relação ao ponto de terminação ideal foram comparados. A média do valor absoluto dos desvios da constrição apical para o localizador apical foi significativamente menor ($p<0,05$) do que para o método radiográfico. Assim, o método que utiliza o localizador apical foi ligeiramente mais fiável.

**Reto Lauper, Felix Lutz e Fred Barbakow (1996)[21]**, avaliaram dois localizadores apicais electrónicos baseados nos princípios de impedância gradiente (Apit) e absoluta (odontómetro). As distâncias das pontas das limas aos forames apicais foram determinadas in vivo com os EALs e subsequentemente verificadas após a extração. Foram encontradas diferenças estatisticamente significativas entre os dois EALs. O Apit tendeu a produzir resultados mais fiáveis.

**Kaufman AY, Fuss Z, Keila S, Waxenberg S (1997)[22]**, avaliaram a precisão do localizador apical eletrónico Root ZX em comparação com o Sono Explorer Mark II Junior e o Apit III na deteção de perfurações radiculares. Não foi encontrada significância estatística entre perfurações grandes (0,55-0,60 mm) e pequenas (0,25-0,40 mm). Nas condições do estudo, todos os EALs testados foram ferramentas clínicas aceitáveis na deteção de perfurações radiculares.

**Roland Weiger, Christoph John, Heiner Geigle, Zahnarzt e Claus Lost (1999)[23]**, compararam dois localizadores apicais relativamente à sua capacidade de localizar com precisão a constrição apical na presença de vários fluidos do canal em diferentes leituras do medidor. Na presença de NaOCl, o Root ZX fornece as medições mais exactas da EWL na leitura do medidor "0.5" e "Apex".

**Joslyn A. Jenkins, William A. Walker, III, William G. Schindler, e Christopher M. Flores (2001)[24]**, efectuaram um estudo para avaliar a precisão do Root ZX in vitro na presença de uma variedade de irrigantes endodônticos. Foram testados os seguintes irrigantes: lidocaína a 2% com epinefrina 1:100.000, hipoclorito de sódio a 5,25%, RC Prep, EDTA líquido, peróxido de hidrogénio a 3% e Peridex. As medições experimentais na presença dos vários irrigantes foram comparadas com os comprimentos reais dos canais. Os resultados apoiam fortemente o conceito de que o Root ZX é um dispositivo útil, versátil e exato para a determinação dos comprimentos dos canais numa vasta gama de irrigantes habitualmente utilizados na prática da endodontia.

**Pommer O, Stamm O, Attin T (2002)[25]**, compararam a influência do estado do canal radicular na determinação do comprimento do canal radicular por um localizador eletrónico do ápice em canais vitais e necróticos e em canais com remoção da obturação do canal radicular. O Apex Finder indicou o ponto -1 mm +/- 0,5 mm em canais com remoção de materiais de obturação do canal radicular em 68,4% destes casos, mas devido ao pequeno número de casos de remoção, este valor não é comparável estatisticamente com os casos vitais e necróticos. Os autores concluíram que o AFA Apex Finder é altamente preciso em canais vitais.

**A. Y. Kaufman, S. Keila & M. Yoshpe (2002)[26]**, testaram num modelo *in vitro*, a precisão de um localizador apical eletrónico Bingo 1020, para comparar os resultados com os de um localizador apical bem conhecido, Root ZX, bem como com os do método radiográfico de determinação do comprimento do dente. Em todos os parâmetros testados, foi encontrada uma diferença estatística significativa entre o Bingo 1020 e o Root ZX. As medidas obtidas com o Bingo 1020 foram consistentemente mais próximas do comprimento real (0,08 mm) do que as obtidas com o Root ZX. Ambos os EALs mediram o comprimento do dente com grande precisão e existiu uma correlação positiva de 0,76 *(P*= 0,00) entre os dois dispositivos. Não foi encontrada nenhuma diferença significativa entre os dois apexlocators quando as medições foram feitas com os diferentes irrigantes (*P*= 0,34) e o conteúdo do canal radicular não afectou a precisão das medições. Os comprimentos obtidos por cálculos a partir das radiografias foram maiores do que o comprimento real, bem como o comprimento obtido por ambos os EALs (*P* = 0,00). Concluem que o Bingo 1020 provou ser tão fiável como o Root ZX e de fácil utilização. Sob as condições experimentais, as medições electrónicas foram mais fiáveis do que as radiografias no processo de determinação do comprimento radicular.

**Gordon MPJ, Chandler NP (2004)[28]**, afirmaram que, a extensão apical da instrumentação e a obturação radicular final têm um papel no sucesso do tratamento e são determinadas principalmente radiograficamente. Os localizadores apicais electrónicos reduzem o número de radiografias necessárias e ajudam nos casos em que os métodos radiográficos criam dificuldades. Podem também indicar casos em que o forame apical se encontra a alguma distância do ápice radiográfico. Outras funções incluem a deteção de perfuração do canal radicular. Este documento analisa o desenvolvimento, a ação, a utilização e os tipos de localizadores apicais electrónicos.

**Euiseong Kim, Seung-Jong Lee (2004)[29]**, afirmam que a EAL é um dos avanços que trouxe a ciência eletrónica para a prática endodôntica tradicionalmente empírica. As EALs são particularmente úteis quando a porção apical do sistema de canais é obscurecida por certas estruturas anatómicas, tais como dentes impactados, toros, arco zigomático, densidade óssea excessiva, raízes sobrepostas ou abóbadas palatinas rasas. De facto, as EALs estão atualmente a ser utilizadas para determinar o comprimento de trabalho como um complemento importante da radiografia. As EALs ajudam a reduzir o tempo de tratamento e a dose de radiação, que pode ser maior com as medições radiográficas convencionais. Além disso, os EALs foram relatados como um método preciso e reprodutível como o mais recente tipo de terceira geração e podem reconhecer uma perfuração da raiz. No entanto, ainda existem algumas questões sobre se a precisão da EAL pode ser afetada pelos diferentes tipos de electrólitos, pelos tipos de mecanismo de funcionamento eletrónico e pelas condições do canal radicular, tais como a vitalidade da polpa ou o tamanho do forame. Este artigo revê a história e o mecanismo de funcionamento dos EALs atualmente disponíveis, e sugere a utilização correta de um localizador apical para uma melhor medição do comprimento do canal.

**Hoer D e Attin T (2004)**[30], compararam in vivo a exatidão de dois localizadores apicais de quociente de impedância em condições clínicas. Em condições clínicas, é possível determinar a região entre o forame apical menor e o forame apical maior com dispositivos electrónicos de medição do comprimento. Entretanto, o uso desses aparelhos não resulta na determinação precisa da constrição apical.

**C. Lucena-Martin, V. Robles-Gijon, C. M. Ferrer-Luque e J. M. Navajas-Rodríguez de Mondelo (2004)**[31] avaliaram a precisão de três localizadores apicais electrónicos (Justy II, Root ZX e Neosono Ultima EZ) e a concordância das medidas obtidas por dois operadores diferentes .Os resultados obtidos com cada EAL e por cada operador foram, por sua vez, comparados com o comprimento de controle correspondente. A análise estatística dos resultados mostrou que a confiabilidade do EAL na deteção do ápice variou de 80% a 85% e de 85% a 90% (dependendo do operador) para os sistemas Justy II e Neosono, respetivamente, enquanto a confiabilidade foi de 85% para o aparelho Root ZX. Estes resultados, combinados com uma elevada concordância inter-observador, sugerem que a medição eletrónica do canal radicular é uma técnica objetiva e aceitavelmente reprodutível.

**Nekoofar MH, Ghandi MM, Hayes SJ, Dummer PMH (2006)**[32], assumiram que os tecidos humanos têm determinadas caraterísticas que podem ser modeladas por uma combinação de componentes eléctricos, pelo que, através da medição das propriedades eléctricas do modelo, tais como a resistência e a impedância, deverá ser possível detetar o terminal do canal. O sistema de canais radiculares está rodeado por dentina e cemento, que são isolantes da corrente eléctrica. No forame apical menor, no entanto, há um pequeno orifício no qual os materiais condutores dentro do espaço do canal (tecido, fluido) estão eletricamente conectados ao ligamento periodontal, que é, por sua vez, um condutor de corrente elétrica. Assim, a dentina, juntamente com o tecido e o fluido dentro do canal, forma um resistor, cujo valor depende das suas dimensões e da sua resistividade inerente. Quando uma lima endodôntica penetra no interior do canal e se aproxima do forame apical menor, a resistência entre a lima endodôntica e o forame diminui, porque o comprimento efetivo do material resistivo (dentina, tecido, fluido) diminui. Para além das propriedades resistivas, a estrutura da raiz do dente tem caraterísticas capacitivas. Por conseguinte, foram desenvolvidos vários métodos electrónicos que utilizam uma variedade de outros princípios para detetar o terminal do canal.

**Plotino G (2006)**[33], realizou um estudo para comparar ex vivo a precisão de três localizadores apicais electrónicos (EALs): Root ZX, Elements Diagnostic Unit e Apex Locator e ProPex. Os resultados do presente estudo confirmam que os EALs determinaram o comprimento do canal dentro de ±0,5 mm da constrição apical na maioria dos casos. A maioria das leituras do ProPex foram longas.

**Zehnder M (2006)**[34]**,** neste artigo de revisão, são explicadas as especificidades do microambiente pulpar e os requisitos resultantes para as soluções irrigantes. As soluções de hipoclorito de sódio são recomendadas como os principais irrigantes. Isto deve-se ao seu amplo espetro antimicrobiano, bem como à sua capacidade única de dissolver restos de tecido necrótico. São discutidas as preocupações químicas e toxicológicas relacionadas com a sua utilização, incluindo diferentes abordagens para melhorar a eficácia local sem aumentar o potencial cáustico. Para além disso, as soluções quelantes são recomendadas como irrigantes adjuvantes para evitar a formação de uma smear layer e/ou removê-la antes da obturação do sistema de canais radiculares. Com base nas acções e interações das soluções atualmente disponíveis, é proposto um regime clínico de irrigação. Além disso, são discutidos alguns aspectos técnicos da irrigação do sistema de canais radiculares e as tendências recentes são analisadas de forma crítica.

**K. T. Wrbas, A. A. Ziegler, M. J. Altenburger & J. F. Schirrmeister (2007)**[35], compararam a precisão de dois localizadores electrónicos do ápice (EALs) nos mesmos dentes in vivo. O forame menor foi localizado dentro dos limites de ±0,5 mm em 75% dos casos com o Root ZX e em 80%

dos casos com o Raypex 5. O teste t de amostra pareada não mostrou diferença significativa entre as EALs em relação à determinação do forame menor. Concluíram que a utilização de EALs é um método fiável para a determinação do comprimento de trabalho. As diferenças entre os dois EALs não foram estatisticamente significativas.

**Viresh Chopra, Shibani Grover, S Datta Prasad (2008)[36]**, avaliaram a precisão de dois localizadores apicais electrónicos (EALs), Raypex e Neosono Co-pilot. Os resultados obtidos com cada EAL foram, por sua vez, comparados com o comprimento de controlo correspondente. A análise estatística dos resultados mostrou que a fiabilidade do EAL na deteção do apex varia entre 80 e 85% para os sistemas Neosono e 85 e 90% para os sistemas Raypex. Combinados com uma elevada concordância entre os observadores, estes resultados sugerem que a medição eletrónica dos canais radiculares pode ser uma técnica objetiva e aceitavelmente reprodutível.

**Paulo Nelson-Filho, Marcela Pacifico Lucisano, Mario Roberto Leonardo, Raquel Assed Bezerra da Silva e Lea Assed Bezerra da Silva (2010)[38]**, avaliaram a precisão dos localizadores eletrônicos de ápice Digital Signal Processing (DSP) e ProPex, para a determinação do comprimento do canal radicular em dentes decíduos. Os resultados mostraram que o coeficiente de correlação intraclasse (CCI) foi alto para ambos os localizadores apicais eletrônicos em todas as situações - com (CCI: DSP = 0,82 e Propex = 0,89) ou sem reabsorção (CCI: DSP = 0,92 e Propex = 0,90). Ambos os localizadores apicais foram extremamente precisos na determinação do comprimento de trabalho em dentes decíduos, com ou sem reabsorção fisiológica.

**Musab Hamed Saeed, Alexander MJ Luke, Nazil A Abtahl, Praveen Pradeep A (2011)[39]**, realizaram um estudo para comparar a precisão do comprimento do canal radicular em dentes permanentes determinado por localizadores electrónicos do ápice, radiografias convencionais e digitais. A combinação de radiografia convencional com localizador eletrónico do ápice mostrou uma precisão de 90%, enquanto a combinação de radiografias digitais e localizadores electrónicos do ápice deu uma precisão de 96%. Assim, chegaram à conclusão de que uma combinação de métodos radiográficos digitais e de localizadores apicais para determinar o comprimento do canal radicular em dentes permanentes pode ser considerada segura, fiável e precisa.

**Kenner Bruno Miguita, Roberta Aranha de Araujo, Alexandre Sigrist De Martin, Carlos Eduardo da Silveira Bueno, Rodrigo Sanches Cunha (2011)[40]**, avaliaram a acurácia de três localizadores apicais eletrônicos (Root ZX® II, Propex II® e Elements Diagnostic®) na determinação do comprimento de trabalho, comparando seus achados com medições diretas. A análise de variância (ANOVA; $P = 0,9987$) não revelou diferenças estatisticamente significativas entre os três localizadores apicais electrónicos em nenhum dos níveis de tolerância. O Root ZX II teve uma taxa de precisão de 93%, o Propex II de 90% e o Elements Diagnostic de 91%. Não foram encontradas diferenças estatisticamente significativas entre os localizadores testados ($P > 0,05$), com uma margem de segurança de ± 0,5 mm. Assim, concluíram que os três localizadores tinham taxas de precisão aceitáveis para utilização clínica.

**Luiz F. M. Silveira, Fernanda V. Petry, Josué Martos e João B. C. Neto (2011)[41]**, realizaram um estudo para analisar *in vivo* a precisão de dois localizadores apicais, Root ZX e Novapex, para determinar a posição da constrição apical. A presença da ponta da lima endodôntica na constrição apical foi avaliada estereomicroscopicamente e radiografias de confirmação foram expostas. A exatidão do Root ZX e do Novapex foi de 91,7% e 81,8%, respetivamente. Dentro dos limites deste estudo, os localizadores apicais avaliados têm um desempenho clínico semelhante para a localização da constrição apical.

**P. Nelson-Filho, P. C. Romualdo, K. C. Bonifacio, M. R. Leonardo, R. A. B. Silva & L. A. B. Silva (2011)[42]**, avaliaram ex vivo a precisão do localizador apical eletrônico multifrequencial iPex (NSK Ltd, Tóquio, Japão) para a determinação do comprimento de trabalho em dentes molares decíduos. A comparação das medidas reais e eletrônicas revelou alta correlação (ICC = 0,99) entre os métodos, independentemente da presença ou ausência de reabsorção radicular fisiológica. O iPex identificou com precisão o forame apical ou o local da abertura apical para a medição do comprimento de trabalho em dentes molares decíduos.

**Neena IE, Ananthraj A1, Praveen P1, Karthik V, Rani P (2011)[43]**, compararam o comprimento de trabalho em endodontia de dentes primários utilizando radiografia digital intra-oral e localizador do ápice com o método convencional em termos de exatidão. O comprimento de trabalho determinado em molares primários utilizando radiografia digital e localizador apical não mostrou qualquer diferença significativa nas medições médias do comprimento de trabalho quando comparado com o método radiográfico convencional. Concluíram que os localizadores apicais são comparáveis à radiografia convencional na determinação do comprimento de trabalho sem radiação nos dentes decíduos. A radiografia digital intra-oral é o método mais seguro para determinar o comprimento de trabalho com uma redução significativa da exposição à radiação. Assim, ambas as técnicas podem ser usadas com segurança como alternativas aos métodos radiográficos convencionais na determinação do comprimento de trabalho em dentes decíduos.

**Saroosh Ehsan (2011)[44]**, correlacionou as medições dos métodos radiográficos e electrónicos de determinação do comprimento de trabalho com o comprimento visual diretamente observado dos canais radiculares. Verificou que o Root ZX tinha uma precisão de 94,1% até 0,5 mm da constrição apical, em comparação com a precisão de 50,4% dada pelas radiografias.

**Renata Dornelles Morgental, Fabiana Vieira Vier-Pelisser, Simone Bonato Luisi, Deborah Meirelles Cogo e Patricia Maria Poli Kopper (2011)[45]**,compararam a acurácia de três localizadores apicais eletrônicos (LAPs) e avaliaram a influência do pré-alargamento cervical nos mesmos. De acordo com o estudo, o Novapex foi o EAL mais preciso antes e após o procedimento de pré-alargamento, o que foi confirmado pela análise radiográfica. Todas as EALs testadas aumentaram a sua exatidão após a pré-expansão, mas não foi observada qualquer diferença significativa para o Novapex. O Novapex foi mais preciso em comparação com o Mini Apex e o Propex II. O procedimento de pré-flaring foi vantajoso para todos os EALs.

**S Vijay Singh, Vineeta Nikhil, Aruna Vijay Singh, Suman Yadav (2012)[46]**, avaliaram a precisão do localizador apical eletrónico para determinar o comprimento de trabalho do canal radicular e compararam-no com o método radiográfico de determinação do comprimento de trabalho. O método eletrónico mostrou o maior número de casos com o comprimento de trabalho no constritor menor. Assim, concluíram que o método eletrónico para determinar o comprimento de trabalho do canal radicular era mais preciso do que o método radiográfico.

**Carlos Menezes Aguiar, Grasiele de Assis da Costa Lima, Andréa Cruz Câmara (2012)[47],** avaliaram *in vitro* a acurácia dos localizadores apicais eletrônicos Mini Apex Locator (Sybron-Kerr, Romulus, EUA), Novapex (Forum Technologies, Rishon Le-zion, Israel) e ProPex II (Dentsply-Maillefer, Ballaigues, Suíça) em comparação com o método radiográfico para determinar o comprimento de trabalho. A maior percentagem de coincidência foi encontrada com o dispositivo ProPex II (83,0%), seguido pelo método radiográfico (46,7%), Novapex (30%) e Mini Apex Locator (13,3%) em relação à determinação visual da constrição apical. A 1mm aquém do forame apical, a maior porcentagem de coincidência ocorreu com o dispositivo ProPex II (80,0%), método radiográfico (56,7%), Novapex (26,7%) e Mini Apex Locator (6,7%). Houve diferença estatisticamente significativa entre os métodos utilizados. Assim, o ProPex II apresentou a maior precisão na determinação do comprimento de trabalho, seguido pelo método radiográfico, Novapex e Mini Apex Locator.

**J Paras Mull, Vinutha Manjunath, MK Manjunath (2012)[48],** compararam a precisão do Root ZX e do Sybron Endo Mini, localizadores apicais electrónicos (EALs), na presença de vários irrigantes. A exatidão da medição da EL do Root ZX e do Sybron Mini dentro de ±0,5 mm da AL foi consistentemente elevada na presença de NaOCl e foi menor com EDTA. As medições da EL foram mais curtas com NaOCl a 1% e mais longas com CHX a 2% para ambos os dispositivos. O Sybron Mini foi mais exato com NaOCl a 1% e CHX a 2% do que o Root ZX.

**G. Fadel, L. Piasecki, V. P. D. Westphalen, U. X. Silva Neto, L. F. Fariniuk & E. Carneiro (2012)**[49], avaliaram in vivo a precisão do localizador apical Root ZX II (J. Morita) no controlo da extensão apical da instrumentação rotatória quando se utilizou a função Auto Apical Reverse (AAR) nos níveis 0.5, 1.0 e 1.5. A função AAR do Root ZX II não foi um método preciso para controlar a extensão apical da instrumentação rotativa in vivo. A configuração 0,5 apresentou instrumentação excessiva na maioria dos canais, a configuração 1,5 foi curta em todos os casos e a configuração 1,0 forneceu um comprimento de trabalho adequado em apenas 50% dos dentes.

**E. Somma, R. Castagnola, C. Lajolo, L. Paterno Holtzman & L. Marigo (2012)**[50], compararam in vivo, três diferentes dispositivos electrónicos de medição do comprimento do canal radicular: Dentaport ZX, Raypex 5 e ProPex II. O Dentaport ZX, o Raypex 5 e o ProPex II produziram, respetivamente, 6, 2 e 4 de 10 medições corretas, 0, 6 e 5 medições longas e 4, 2 e 1 medições curtas. As diferenças entre os três dispositivos electrónicos de medição do comprimento do canal radicular não foram significativas (P = 0,507). Sob as condições in vivo deste estudo, os três dispositivos electrónicos de medição do comprimento do canal radicular não foram significativamente diferentes em termos de localização do forame principal.

**Joao Marcelo da Silva Teixeira, Myrna Bastos Barcellos, Marco Andre de Berredo Pinho, Carlos Augusto de Melo Barbosa, Rivail Antonio Sergio Fidel e Sandra Rivera Fidel (2012)**[51]**,** investigaram a influência da pré-flaring dos terços cervical e médio na acurácia da mensuração do comprimento de trabalho por localizadores apicais. Não houve significância estatística ($p<0,05$) entre as leituras antes e após a pré-flaring. As leituras mais próximas da terminação foraminal ocorreram no grupo após a pré-flaring com Gates Glidden. Concluiu-se que o pré-alargamento com brocas Gates Glidden não foi capaz de influenciar significativamente a precisão do localizador apical na determinação do comprimento exato de trabalho.

**Sergio Luiz Pinheiro, Iris Nogueira Bincelli, Talita Faria, Carlos Eduardo da Silveira Bueno e Rodrigo Sanches Cunha (2012)**[52], compararam o método radiográfico e o eletrônico para obter o comprimento de trabalho em molares decíduos. Foram encontradas diferenças estatisticamente significativas entre o método visual e o método radiográfico (p < 0,001). Não houve diferença significativa entre as medidas do comprimento de trabalho no método visual e as obtidas com o localizador apical (p = 0,1319). Dessa forma, o localizador apical é indicado como uma implementação clínica para o tratamento endodôntico em dentes decíduos.

**Daniel Renner, Renata Grazziotin-Soares, Giulio Gavini e Fernando Branco Barletta (2012)**[53], avaliaram, *in vivo,* a precisão do localizador eletrônico de forames NovApex na determinação do comprimento de trabalho (WL) em dentes posteriores vitais e necróticos. Independentemente da condição pulpar, as diferenças entre as medições eletrónicas e radiográficas do comprimento de trabalho foram aceitáveis em 73,61% dos canais. Não foram observadas diferenças estatisticamente significativas na precisão quando comparados os canais vitais e necróticos (p > 0,05). Assim, a condição da polpa não teve um efeito significativo na exatidão do NovApex.

**Nathalia Vilaca Soares, Emmanuel Joao Nogueira Leal da Silva, Claudio Malizzia Alves Ferreira, Renato Liess Krebs e Tauby de Souza Coutinho Filho (2012)**[54], avaliaram a reprodutibilidade clínica de três localizadores apicais eletrônicos (LAE), Joypex 5, RomiApex A-15 e Novapex. Os valores médios e de desvio padrão medidos pelos três EALs não apresentaram diferenças estatisticamente significativas. Foram encontradas leituras idênticas pelos três EALs em 38% dos canais radiculares. Cinquenta por cento diferiram em menos de ± 1,0 mm e apenas 1,3% excederam uma diferença de 2,0 mm. A reprodutibilidade clínica dos três dispositivos foi confirmada sem diferenças significativas entre eles, indicando que são eficazes para uso clínico.

**Andre Akira Nakatsuka, Cleber Keiti Nabeshima E Maria Leticia Borges Britto (2012)**[55],analisaram a confiabilidade do localizador apical eletrônico Root ZX II (J. Morlta Corp., Kyoto, Japão) em diferentes raízes utilizando o localizador apical com a unidade rotatória. O aparelho Root ZX II (J. Morita Corp., Kyoto, Japão) localizou corretamente o comprimento de trabalho em 79% das vezes e não foram observadas diferenças entre os diferentes canais radiculares (p>0,05).

Quando o localizador apical Root ZX II é utilizado com o aparelho rotatório (J. Morita Corp., Kyoto, Japão), a percentagem de medições clinicamente aceitáveis é boa e a posição do canal radicular não afectou o comprimento de trabalho.

**Sibel Kocak, Mustafa Murat Kocak, Baran Can Saglam (2013)**[56], avaliaram a precisão clínica de dois localizadores apicais electrónicos (EALs). Não houve diferença estatisticamente significativa entre os três grupos testados (P = 0,894). O sucesso de ambos os localizadores apicais foi semelhante à técnica de determinação radiográfica do WL.

**CH Swarupa, Girija S Sajjan e YV Sashikanth (2013)**[57], compararam a eficácia de um localizador apical integrado e de um localizador apical e conjunto motor endodôntico na manutenção do comprimento de trabalho quando operado no modo autoreverse. A diferença média no desvio dos dois grupos foi de 0,075 mm, P = 0,34 (>0,05), que foi estatisticamente insignificante quando avaliada com o teste t não pareado. A montagem do ProPex-NSK Endo-mate DT e o endomotor de localização apical TCM Endo V Nouvag são clinicamente aceitáveis.

**D'Assuncao FL, Sousa JC, Felinto KC, de Medeiros TC, Leite DT, de Lucena RB, de Oliveira Lima J (2014)**[58] , realizaram um estudo ex vivo sobre a avaliação da exatidão e repetibilidade dos localizadores apicais Mini Apex Locator, Root SW e Root ZX II na localização de perfurações simuladas de canais radiculares e concluíram que os três oferecem uma excelente exatidão na localização de perfurações radiculares.

**Saatchi M, Aminozarbian MG, Hasheminia SM, Mortaheb A (2014)**[59] , realizaram um estudo in vivo para avaliar a influência da periodontite apical na precisão dos dispositivos electrónicos de medição do comprimento do canal radicular Dentaport ZX , Raypex 5 , e i-Root (ERCLMDs) e concluíram que a presença de periodontite apical não influenciou a precisão dos ERCLMDs.

**Lekha Santhosh, Pooja Raiththa, Srirekha Aswathanarayana, Srinivas Panchajanya, Jayakumar Thimmaraya Reddy, Shwetha Rajanna Susheela (2014)**[60], investigaram se a curvatura do canal tem influência na precisão do localizador eletrónico do ápice utilizando o localizador do ápice Root ZX e concluíram que o dispositivo era 95% preciso para o grupo de curvatura ligeira e 80% preciso para o grupo de curvatura moderada e grave.

**Fabio Luiz Cunha, Julio Cezar Nascimento Sousa, Kayo Cesar Amaro Felinto, Thiago Clistines de Medeiros, Deigo Tavares Leite , Raissa Bezerra de Lucena (2014)**[61], realizaram um estudo ex-vivo para a avaliação da precisão e repetibilidade de três localizadores apicais, a saber, Root ZX II, Mini apex locator e Root SW na localização de perfurações simuladas do canal radicular. A análise estatística revelou que a fiabilidade do EAL na deteção exacta da perfuração do canal radicular foi de 97,1% para o Mini apex locator, 100% para o Root SW e 91,4% para o Root ZX II. Assim, os resultados indicaram que os três localizadores apicais proporcionaram uma excelente exatidão ex-vivo na localização de perfurações radiculares e possuíam uma excelente repetibilidade ex-vivo.

**Manuela Manuni, Pietro Palopoli, Lorenzo Lorio, Gabriele Conte, Luigi Cianconi (2014)**[62] avaliaram a exatidão do localizador apical Root ZX na determinação do comprimento de trabalho durante o retratamento de canais selados com dois materiais de obturação diferentes à base de suporte, o Protaper obturator e o Gutta core, e também avaliaram se estes influenciavam a exatidão de forma diferente. Os dois materiais diferentes não influenciaram a exatidão do EAL de forma diferente. As medições obtidas com o EAL testado durante o retratamento ortógrado podem levar os clínicos a uma sobreinstrumentação e a um enchimento excessivo.

**Ugur Aydin, Emrah Karataslioglu, Fatih Aksoy, Cihan Yildirim (2015)**[63], realizaram um estudo para avaliar a precisão do Root ZX e do Raypex 6 em dentes com diferentes diâmetros apicais e concluíram que são fiáveis em dentes com ápices maduros. Em diâmetros de forame superiores a 0,57 mm, a sua precisão é suscetível.

**DV Swapna, Akash Krishnal, Anand C Patil, Rashmi K, Veena S Pai, Ranjini MA (2015)**[64], realizaram um estudo in vivo para comparar a exatidão do Root ZX e do Raypex 5 na deteção do diâmetro menor em dentes humanos permanentes com uma única raiz e concluíram que o Raypex 5 era tão eficaz como o Root ZX na determinação do diâmetro menor.

**Bruno Carvalho de Vasconcelos, Ribeca Dibe Verissimo Chaves, Nilton Vivacqua Gomes, George Tacico de Miranda Candeiro, Ricardo Affonso Bernardes, Rodrigi Ricci Vivan, Marco Antonio Hungaro Duarte (2015)**[65], avaliaram a acurácia dos localizadores eletrônicos de forames (EFL'S), Root ZX II, Propex II, Apex ID em canais radiculares com forame apical obstruído e compararam com aqueles 1mm aquém do forame apical e no forame apical. Não foram encontradas diferenças significativas no forame apical, no entanto, para medições a -1,0 e no forame apical obstruído, o Apex ID ofereceu resultados significativamente melhores do que o Root ZX II.

**Nasil Sakkir, Mohammed Asifulla, Vinay Chandra, Mohammed Idrius, Shuaib Frooq Razvi, Geeta I.B (2015)**[66], avaliaram in vitro a eficácia de 5 localizadores apicais electrónicos diferentes EAL (Root ZX II, i-Root, Endo Master, TriAuto ZX e elements apex locator) na localização do diâmetro menor. Não foram encontradas diferenças estatisticamente significativas entre os cinco localizadores apicais e o comprimento real de trabalho dos dentes avaliados e concluiu-se que todos os cinco localizadores apicais podem determinar o comprimento de trabalho com elevada precisão e maior previsibilidade.

# CAPÍTULO 4.

# ANATOMIA DE O ÁPICE RADICULAR

Num canal radicular, o terço apical é constituído por três zonas distintas[28] :

1. O ápice do dente,
2. O forame apical (forame maior),
3. A constrição apical (AC, forame menor, também chamado de CDJ).

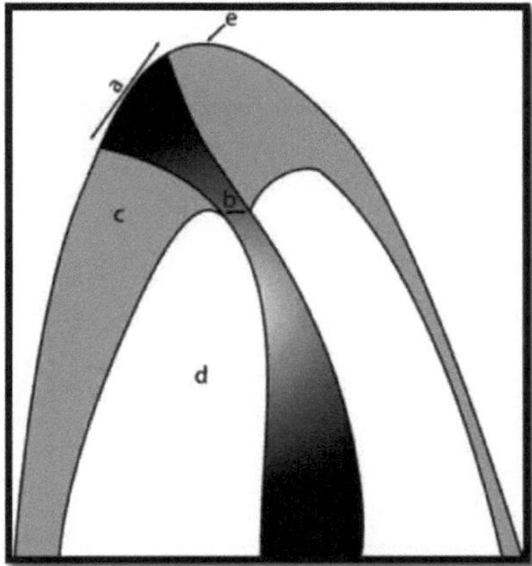


**FIGURA 1: Anatomia idealizada da porção apical da raiz (a) forame apical maior, (b) forame apical menor (constrição apical) que pode coincidir com a junção cemento-dentinária (CDJ), (c) cemento, (d) dentina e (e) ápice da raiz.**

Uma secção cónica mais longa, constituída por dentina, está presente na região coronal e uma secção mais curta, em forma de funil, constituída por cemento, está localizada na porção apical. A forma desta porção apical é considerada um **cone invertido** (Fig. 1); a sua base está localizada no **forame**

**apical maior**. O ápice do cone invertido é o **forame menor**, que muitas vezes se pensa coincidir com a **constrição apical (CA)**, considerada como estando na **junção cemento-dentinária (JCD)** ou próxima dela.[7]

Por outras palavras, a porção mais apical do sistema de canais radiculares estreita-se desde a abertura do forame maior, que se encontra dentro do cemento, até uma constrição (forame menor) antes de se alargar no canal principal para produzir uma **forma de ampulheta** (Fig. 1).[32]

É bem conhecido que o forame apical maior não tem uma forma uniforme, mas pode ser assimétrico (Blaskovic-Subat et al. 1992). O forame apical nem sempre está localizado no ápice anatómico do dente. O forame do canal radicular principal pode estar localizado a um lado do ápice anatómico, por vezes a uma distância de até 3 mm em 50-98% dos casos.

A localização da constrição apical varia consideravelmente de raiz para raiz e a sua relação com a CDJ também é variável, uma vez que a CDJ é altamente irregular e pode estar até 3 mm mais alta numa parede da raiz em comparação com a parede oposta (Gutierrez & Aguayo 1995).[32]

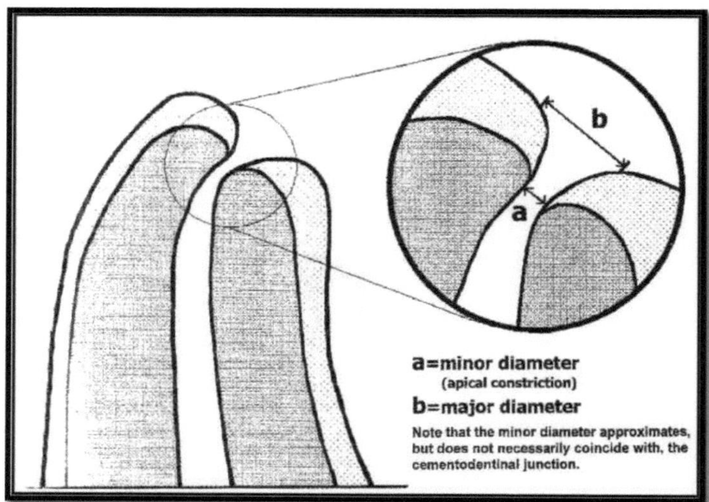


**FIGURA 2**

A junção cementodentinária (CDJ) é o marco anatómico e histológico onde o ligamento periodontal começa e a polpa termina. As técnicas de preparação do canal radicular têm como objetivo utilizar esta potencial barreira natural entre o conteúdo do canal e os tecidos apicais (Schilder 1967). A CDJ só pode ser detectada em dentes extraídos após seccionamento; na situação clínica é impossível identificar a sua posição. Além disso, a CDJ não é uma caraterística constante ou consistente, por exemplo, a extensão do cemento para dentro do canal radicular pode variar (Ponce & Fernandez 2003). Portanto, não é um ponto de referência ideal para ser usado clinicamente como ponto final para o preparo e obturação do canal radicular.[32]

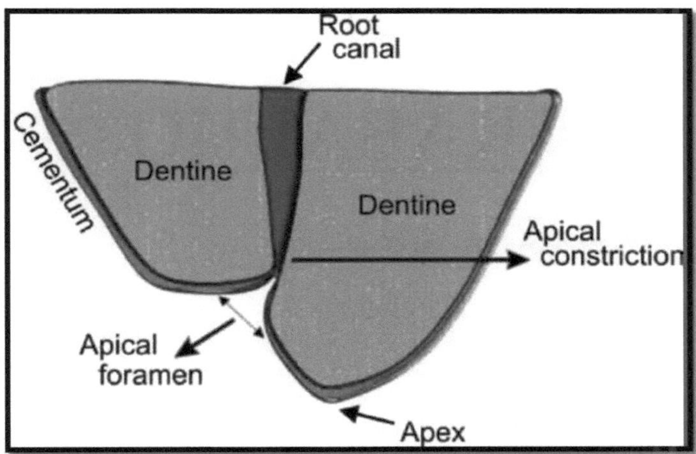


**FIGURA 3**

A constrição apical, quando presente, é a parte mais estreita do canal radicular com o menor diâmetro de fornecimento de sangue e a preparação até este ponto resulta num local de ferida pequeno e em condições de cicatrização óptimas[28,5]

O forame apical menor é uma caraterística anatómica mais consistente (Katz et al. 1991, Ponce & Fernandez 2003) que pode ser considerada como sendo a porção mais estreita do sistema de canais e, portanto, o ponto de referência preferido para o ponto final apical para o tratamento do canal radicular.[32] O CA está situado a uma distância entre 0,52 e 0,66 mm do forame maior.[7]

Recomenda-se a definição da constrição apical como o limite apical do comprimento de trabalho, onde é fácil limpar e moldar ou obturar o canal.[4]

# CAPÍTULO 5. MÉTODOS DE DETERMINAÇÃO DO COMPRIMENTO DE TRABALHO

**DEFINIÇÃO DE COMPRIMENTO DE TRABALHO:**

De acordo com o **GLOSSÁRIO DE ENDODONTIA 6** (American Association of America 1998):

***"A distância do ponto de referência coronal ao ponto em que a preparação do canal e a obturação devem terminar".*** [46]

O objetivo da determinação do comprimento de trabalho é estabelecer o comprimento (distância do ápice) em que a preparação do canal e a subsequente obturação devem ser terminadas.

Segundo **GROVE (1930)**[28]**:**

"O ponto correto para a obturação dos canais radiculares é a junção da dentina com o cemento e a polpa deve ser cortada no ponto de união com a membrana periodontal".

**IMPORTÂNCIA DA DETERMINAÇÃO EXACTA DO COMPRIMENTO DE TRABALHO** [6]**:**

1. Limitar os instrumentos ao sistema de canais (dentro da dentina).
2. Criar e manter uma paragem apical ou assento na constrição menor.

3. Evitar a sub-instrumentação que poderia deixar tecido e detritos no segmento apical.

4. Evitar a instrumentação excessiva que pode causar desconforto ao paciente, danificar o tecido periapical ou causar potencialmente uma infeção ou desenvolvimento de quistos devido à colocação de materiais irritantes para além do ápice.

**A NÃO DETERMINAÇÃO EXACTA DO COMPRIMENTO DE TRABALHO RESULTA EM** [6]**:**

1. Perfuração apical
2. Enchimento excessivo
3. Aumento da incidência de dor pós-operatória
4. Sob enchimento
5. Instrumentação incompleta
6. Dor e desconforto persistentes devido à retenção de tecido pulpar
7. Formação de bordos
8. A percolação apical pode desenvolver-se no "espaço morto" não preenchido no ápice, levando a uma lesão perirradicular contínua.

## DIFERENTES MÉTODOS DE DETERMINAÇÃO DO COMPRIMENTO DE TRABALHO:

## I. MÉTODOS RADIOGRÁFICOS

### A. MÉTODOS CONVENCIONAIS

i. Utilização do vértice radiográfico como ponto de terminação

ii. Distâncias específicas a curta distância do vértice radiográfico

iii. De acordo com os estudos de Kuttler

iv. Método de Ingle

v. Método de Grossman

**B. RADIOGRAFIA DIGITAL**

**C. XERORADIOGRAFIA**

**D. GRELHA RADIOGRÁFICA NÃO METÁLICA**

## II. MÉTODOS NÃO RADIOGRÁFICOS

**A. SENTIDO TÁCTIL DIGITAL**

**B. PONTOS DE PAPEL**

**C. SENSIBILIDADE DO LIGAMENTO PERIODONTAL APICAL**

**D. LOCALIZADORES ELECTRÓNICOS DE VÉRTICES**

# CAPÍTULO 6. MÉTODOS RADIOGRÁFICOS

Os métodos radiográficos revelaram uma elevada percentagem de sucesso com uma menor variabilidade. São o método mais utilizado para determinar o comprimento de trabalho. Fornecem informações sobre a anatomia da raiz e a proximidade das estruturas vitais, o tamanho do canal radicular, a sua curvatura e o número de raízes, bem como o tamanho da câmara pulpar.

A posição do forame apical e do ápice anatómico não são coincidentes (Burch e Hulen. O desvio médio é de 0,59 mm). Kuttler (1955) encontrou a distância do forame apical à constrição apical - 0,5mm (18-25 anos), 0,6mm (mais velhos)[8]. Ápice anatómico ao forame maior - 1,01mm (25 anos), 1,26mm (55 anos).

No entanto, existem desvantagens na sobreposição de estruturas anatómicas normais e de alterações patológicas. O processo zigomático é comum na maxila, uma vez que as radiografias são uma imagem bidimensional de um objeto tridimensional.

| VANTAGENS | DESVANTAGENS |
|---|---|
| • Fornece informações sobre a anatomia da raiz e a proximidade de estruturas vitais<br>• Uma percentagem muito elevada de canais dentários existe a 5 - 1 mm do ápice, nestes casos, a medição será quase perfeita.<br>• A resolução é elevada e permite obter imagens de pormenores finos<br>• Barato | • Imagem bidimensional de um objeto tridimensional<br>• Sobreposição de estruturas anatómicas normais e alterações patológicas<br>• Aumentar a exposição à radiação<br>• Quando o canal existe excentricamente a partir da ponta da raiz.<br>• Consome tempo.<br>• Erros de processamento. |

| | • A exatidão é limitada<br>• Os doentes com reflexo de vómito inibem a realização de radiografias. |
|---|---|

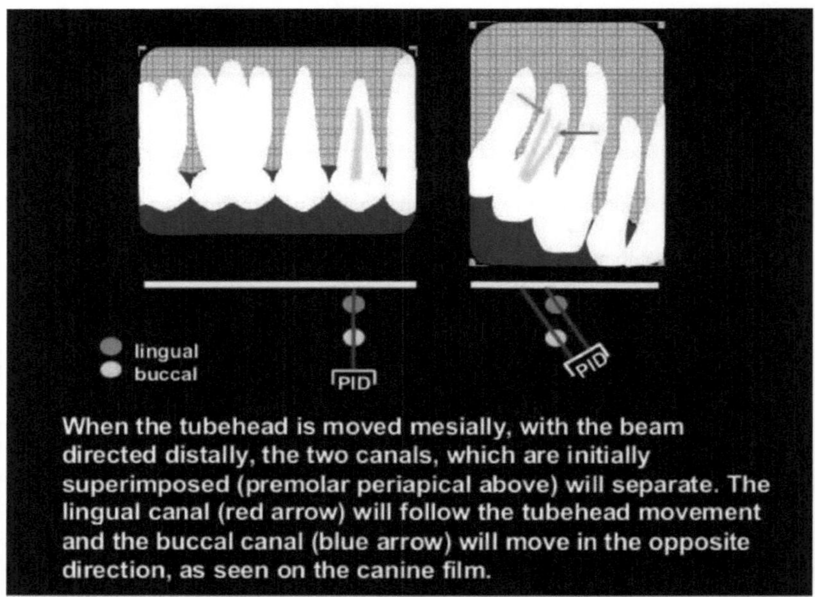


**<u>FIGURA 4</u>: SLOB (MESMA LINGUAL OPOSTA À VESTIBULAR)**

Quando os dois canais de um primeiro emolar do maxilar parecem estar sobrepostos, pode evitar-se muita confusão e perda de tempo através de vários meios simples. Ocasionalmente, é vantajoso tirar radiografias individuais de cada canal com o respetivo instrumento de comprimento de dente colocado. Um método preferível é expor a radiografia a partir de um **ângulo horizontal mesial.**

Isto faz com que o canal lingual seja sempre o mais mesial na imagem **(MLM, regra de Clark)** ou, em alternativa, **MBD - quando o feixe de raios X é direcionado a partir da Mesial, o canal vestibular é projetado em direção à Distal** no filme.[30]

## TÉCNICA DE PARALELIZAÇÃO

Quando um molar mandibular parece ter duas raízes mesiais ou ápices de diferentes comprimentos ou posições, podem ser utilizados dois instrumentos mesiais e, mais uma vez, o dente pode ser examinado radiograficamente a partir da mesial e aplicada a regra de Clark ou de Ingle (MLM ou MBD). Técnica de paralelismo o raio central é direcionado para o centro e perpendicular às películas e raízes dos dentes[65].

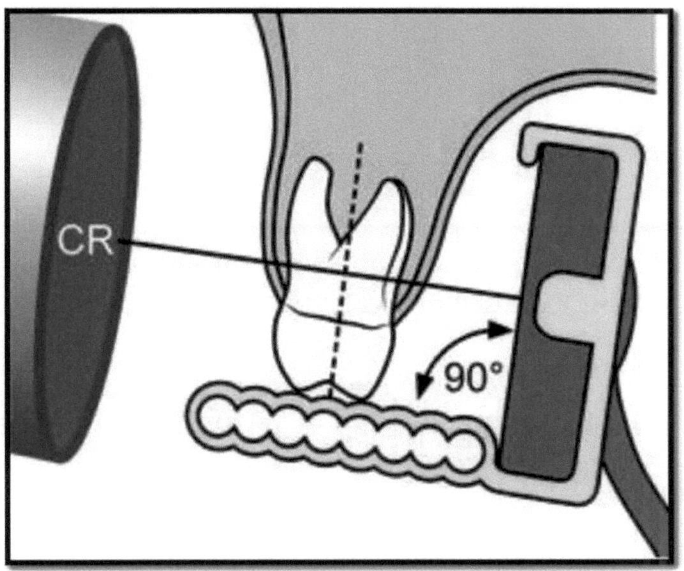


**FIGURA 5: TÉCNICA DE PARALELIZAÇÃO**

## TÉCNICA DO ÂNGULO DE BISSECÇÃO

Na técnica do ângulo de bissecção, o raio central é dirigido perpendicularmente ao plano que bissecta o ângulo entre o eixo longo da película e as raízes dos dentes.

Nos ápices dos dentes Apoiar o pacote de filme com a bola do polegar esquerdo e usar o bloco de mordida Rinn Greene Stabe. Uma angulação vertical excessiva resulta num encurtamento da imagem. Uma angulação vertical insuficiente resulta num alongamento da imagem.[65]

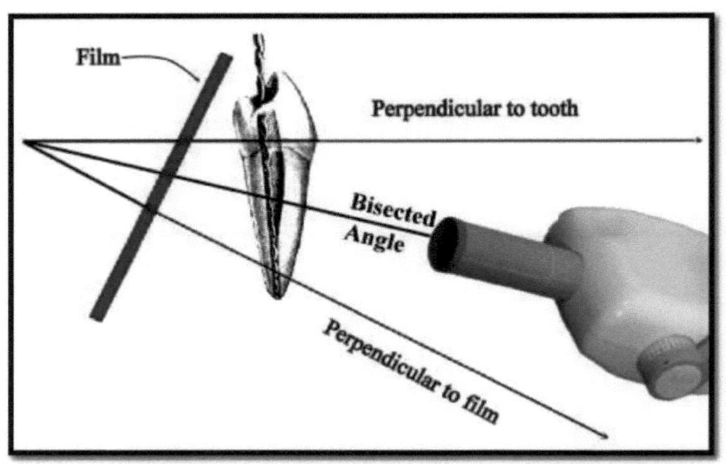


FIGURA 6: TÉCNICA DO ÂNGULO DE BISSECÇÃO

## MÉTODOS ACTUAIS PARA REDUZIR A EXPOSIÇÃO ÀS RADIAÇÕES:

1. Técnica de ligação em paralelo
2. Utilização da técnica do cone longo retangular.
3. Técnica radiográfica digital
4. Localizadores electrónicos de vértices

Os métodos radiográficos para determinar o comprimento de trabalho incluem os métodos convencionais e os métodos não convencionais. Os métodos convencionais incluem o método de Kuttler, o método de Ingle, as recomendações de Weine e o método de Grossman. Os métodos não convencionais incluem os métodos mais recentes, como a radiografia digital, que inclui a radiovisiografia (RVG) e a utilização de um dispositivo de acoplamento carregado (CCD), a xeroradiografia e a utilização de uma grelha radiográfica não metálica para a determinação do comprimento de trabalho.

# CAPÍTULO 7. MÉTODOS CONVENCIONAIS

## UTILIZAÇÃO DO VÉRTICE RADIOGRÁFICO COMO PONTO DE TERMINAÇÃO

Embora utilizado há muitos anos e refutado por muitos estudos.

Aqueles que defendem este conceito afirmam que é impossível localizar a CDJ clinicamente e que o ápice radiográfico é o único local reprodutível disponível nesta área.

Afirmaram que, calculando o comprimento do dente até ao ápice radiográfico, mantendo esta distância patente e utilizando limas maiores um pouco mais curtas (dentro do corpo do dente), é desenvolvida a preparação mais ideal.

## O VÉRTICE RADIOGRÁFICO É REPRODUTÍVEL?

Esta questão é muito importante quando se utiliza esta técnica: os seus defensores acreditam obviamente que ela é reprodutível, mas muitas experiências clínicas indicam a falácia dessa crença.

A posição do vértice radiográfico depende de muitos factores:

1. Angulação do dente
2. Posição do filme
3. Agente de fixação do filme (dedo, suporte de raios X, hemostato e rolo de algodão)
4. Comprimento do cone de raios X
5. Posicionamento horizontal e vertical do cone
6. Estrutura anatómica adjacente ao dente

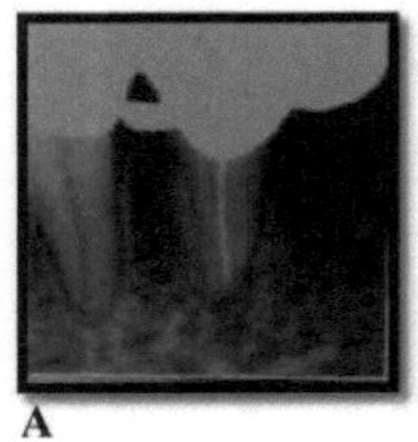
A

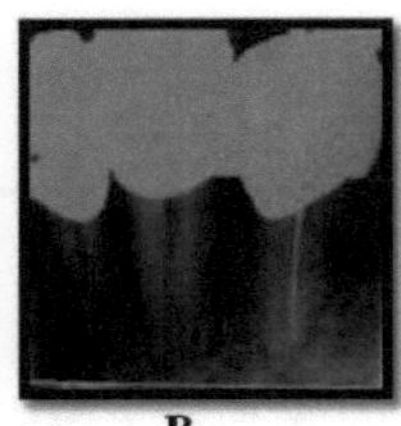
B

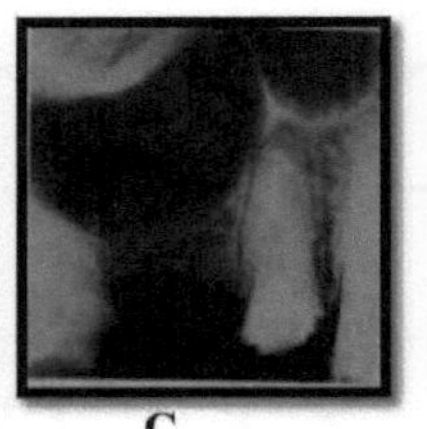
C

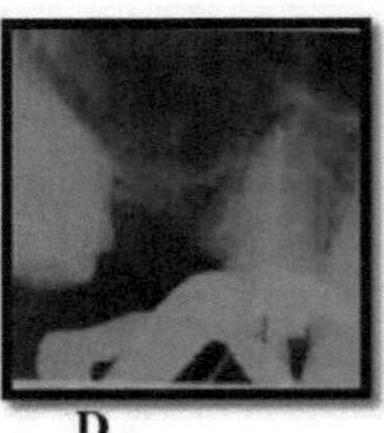
D

FIGURA 7

**A-Straight** - nas radiografias parece indicar que a lima se encontra a pelo menos 1 mm do vértice radográfico

**B-A** vista **em ângulo** revela que o ficheiro já atingiu o espaço PDL

**C** - A película pós-obturação **imediata** tirada em linha reta parece indicar que a obturação do canal é bastante curta em relação ao ápice, o que leva à consternação de que a área do canal não preenchida pode levar ao fracasso.

**D-Exame** da película de intra-obturação tirada de um ângulo mostra que o canal está completamente preenchido >de facto, o botão do ápice do selante é excessivo, para além do diâmetro menor

## VANTAGENS

1. Muitos dentistas procuram eliminar materiais indesejados e possivelmente doentes.

Eles acreditam que devem remover todo o material, tecido e detritos do canal. Assim, não ficam satisfeitos a menos que algum material em excesso seja empurrado através do forame apical, para indicar que a porção apical do canal foi preenchida e, portanto, foi suficientemente limpa.

2. Menos hipóteses de subobturação devido a um pequeno erro no cálculo do comprimento.

## DESVANTAGENS

1. Diminuição da taxa de sucesso (Strinberg , Seltzer et al )

2. Dor pós-operatória (Davis et al)

3. Atraso na cicatrização (os materiais de limagem passam para os tecidos periapicais)

4. Quando o canal sai excentricamente curto da raiz (muito comum em dentes molares, muito menos comum em dentes anteriores maxilares).

Tal como descrito por Levy & Glatt, bem como por outros: "A preparação para o ápice radiográfico conduz a uma forma indesejável - uma gota de lágrima - que é muito difícil de selar por qualquer técnica.

Levy & Glatt - o desvio da saída do canal ocorre para a face vestibular ou lingual do dente duas vezes mais do que para a face mesial ou distal.

Este facto confirma a importância da realização de radiografias em ângulo que podem sugerir este desvio para a face vestibular ou lingual.

Não seria certamente possível visualizar senão um desvio mesial ou distal numa vista não angular (reta)

Depende da exatidão da radiografia

Grove, Green e Kuttler, entre outros, também relataram o achado comum do forame apical saindo a distâncias de 1 a 3 mm da ponta da raiz.

Muitos clínicos notaram que os dentes obturados até ao ápice radiográfico foram, de facto, obturados demasiado tempo

Localizar o vértice radiográfico e, em seguida, recuar uma medida específica a partir desse comprimento

Inicialmente, esta distância curta foi calculada em 0,5 mm, mas muitas vezes foi aumentada para 1 mm quando os estudos microscópicos indicaram que a CDJ estava normalmente a mais de 0,5 mm da ponta da raiz, a dor pós-operatória diminuirá.[6]

## DISTÂNCIAS ESPECÍFICAS A MENOS DO VÉRTICE RADIOGRÁFICO

Muitos clínicos notaram que os dentes obturados até ao ápice radiográfico estavam, de facto, obturados demasiado tempo. Esta perceção pode ter ocorrido durante a realização de uma apicoectomia, visualizando um dente extraído previamente tratado, examinando a ponta da raiz de um dente não tratado com uma ligeira ampliação e assim por diante. Estas constatações foram suficientes para encorajar alguns dentistas a limar uma distância específica aquém do ápice.

O método para calcular o local de terminação era localizar o ápice radiográfico e depois recuar uma medida específica do comprimento. Inicialmente, esta distância curta foi calculada em 0,5 mm por muitos, mas muitas vezes foi alargada para 1 mm quando os estudos microscópicos indicaram que a CDJ estava normalmente a mais de 0,5 mm da ponta da raiz.

A limagem nesta posição dá origem a muitos casos excelentes. A dor pós-operatória após a limagem e a limagem será reduzida. Uma percentagem muito elevada de dentes tem canais que saem entre 0,5 e 1 mm do ápice e, em todos os casos, a medição será quase perfeita, tal como poderia ser conseguido por qualquer técnica.

O único problema ocorre quando o canal se encontra a mais de 1 mm do ápice radiográfico, normalmente excentricamente a partir da ponta da raiz, e ocorrem os problemas da forma de gota de lágrima e da obturação excessiva sem selagem.[6]

## MÉTODO DE KUTTLER

De acordo com o estudo de Kuttler, o diâmetro mais estreito não se encontra definitivamente no local de saída do canal do dente, mas ocorre normalmente dentro da dentina, imediatamente antes das camadas iniciais de cemento. Ele referiu-se a esta posição como o ***"diâmetro menor"*** do canal (outros chamam-lhe a constrição apical).

Em **1955**, Kuttler mediu a distância entre 20 posições anatómicas diferentes, estes cálculos foram por exemplo - do diâmetro maior para o diâmetro menor ou a largura de ambos os diâmetros. Verificou-se que o diâmetro do canal no local de saída do dente era aproximadamente duas vezes mais largo do que o diâmetro menor, ou seja, o ***"diâmetro maior".***

A distância entre o diâmetro menor e o diâmetro maior foi de **0,524 mm** nos dentes examinados nos grupos de **18-25** anos e de **0,659 mm** nos grupos de **55** anos ou mais. Isto significa que a visão longitudinal do canal como um funil afunilado até à ponta da raiz está incorrecta. O funil afunila-se até uma distância curta do local de saída e depois alarga-se novamente. Uma vez que as paredes adjacentes do cemento são ligeiramente convexas ou hiperbólicas ou em forma de funil, quando vistas numa secção longitudinal, a configuração da área entre o diâmetro menor e o diâmetro maior assemelha-se à de uma flor de morning glory.

**Técnica de cálculo do comprimento de trabalho:** Antes de iniciar o tratamento endodôntico, o dentista deve identificar o provável i.e.

- A configuração do canal presente
- O comprimento estimado da raiz (s)
- O local de saída do canal (s)
- A estimativa d largura do canal (s)

Isto é efectuado através da análise da radiografia pré-operatória disponível utilizando tanto vistas a direito - para o(s) local(is) de saída, comprimento da(s) raiz(es), largura do(s) canal(is) - como vistas angulares para a(s) configuração(ões) do(s) canal(is) e locais de saída.

Os cálculos relativos ao comprimento e à largura do local de saída do(s) canal(ais) ajudarão a identificar o diâmetro maior e, mais frequentemente, o diâmetro menor. Os cálculos relativos à largura e ao comprimento são úteis para calcular o comprimento de trabalho.

**Técnica passo a passo para o cálculo do comprimento de trabalho pelo método de Kuttler:**

- Utilizando a informação das radiografias a direito e em ângulo sobre a configuração esperada do canal, prepare uma cavidade de acesso correta. Remova qualquer tecido pulpar e detritos que seja necessário remover antes de efetuar o comprimento.
- Localizar o diâmetro maior e o diâmetro menor na radiografia pré-operatória. Em alguns casos, o local exato pode não ser visto, apenas que a linha radiolúcida do espaço do canal pulpar pára perto da ponta da raiz.
- Estimar o comprimento da(s) raiz(es) medindo o comprimento com uma régua de -mm na radiografia pré-operatória ou utilizando as tabelas na página oposta.
- Faça uma estimativa da largura do (s) canal (is) na radiografia. Se a estimativa dos canais for

estreita, considere a utilização de uma lima de tamanho 10 ou 15; se for média, selecione uma lima de tamanho 20 ou 25; se for larga, escolha um tamanho 30 ou 35; se for muito larga, escolha um tamanho 50 ou superior.

• Utilizando a lima selecionada na etapa (iv), defina o batente para o comprimento de onda de acordo com a medição estimada na etapa (iii), coloque a lima na cavidade de acesso e tire uma radiografia inicial se a lima parecer parar num comprimento que possa ser preciso, pare e tire uma radiografia em vez de forçar a lima nos tecidos periapicais.

• Se a lima parecer demasiado longa ou demasiado curta em mais de 1 mm em relação ao diâmetro menor, efetuar a interpolação e utilizar esse valor como comprimento de trabalho calculado.

• Se o seu fi lho atingir exatamente o diâmetro maior, subtraia 0,05 mm do comprimento se o doente tiver 35 anos de idade ou menos, **reduza 0,67 mm** desse comprimento se o doente for mais velho.

• Se a lima atingir o local que acredita ser o diâmetro menor, utilize-o como o comprimento de trabalho calculado. Se for óbvio que foi depositada uma grande quantidade de cemento na ponta da raiz, subtraia uma quantidade maior do local do diâmetro maior para retificar a distância aumentada.

**VANTAGENS**

• Permite o rápido desenvolvimento de uma matriz de dentina sólida. Este facto aumentará as possibilidades de retenção do material de preenchimento no interior do canal, uma situação muito desejável e que produz uma elevada percentagem de sucesso nos estudos relatados.

• Melhora a oportunidade de demonstrar os canais laterais. A matriz densa não permite que o excesso de cimento saia pela ponta durante a condensação. Assim, o selante que é espremido pelos cones G.P. e pelos instrumentos de condensação é forçado a subir pelas paredes e através dos canais laterais, permitindo a sua identificação nas radiografias.

• Se ocorrer um ligeiro erro no cálculo do comprimento de trabalho, ou seja, menos de 1 mm em qualquer direção (demasiado longo, demasiado curto), a variação raramente causa problemas graves. Por exemplo, um cálculo ligeiramente longo pode causar uma obturação até ao ápice radiográfico ou um cálculo ligeiramente curto pode acabar a 1 mm do ápice.

## DESVANTAGENS

- Este método de cálculo é um dos métodos mais complicados, mais demorados e requer radiografias de excelente qualidade e ampliação.
- Erros também ocorrem com este método, mas estes erros são normalmente mínimos.[8]

## MÉTODO DE INGLE

É impossível localizar a CDJ clinicamente e o ápice radiográfico é o único local reprodutível disponível nesta área.

Alguns clínicos afirmaram que, calculando o comprimento do dente até ao ápice radiográfico, mantendo a distância patente e utilizando limas maiores um pouco mais curtas, é desenvolvida a preparação mais ideal.

Método radiográfico conhecido como método de Ingle.

Apresentou uma elevada percentagem de sucesso com uma variabilidade menor.

## MATERIAIS E CONDIÇÕES

Para determinar o comprimento do dente, é necessário um alargador ou lima de aço inoxidável com um batente de instrumento no eixo.

O tamanho do instrumento de exploração deve ser suficientemente pequeno para percorrer o comprimento total do canal, mas suficientemente grande para não ficar solto no canal.

Um instrumento solto pode mover-se para dentro ou para fora do canal após a radiografia e causar um erro grave na determinação do comprimento do dente.

Além disso, os instrumentos finos (n.ºs 08 e 10) são muitas vezes difíceis de ver na sua totalidade numa radiografia.

Mais uma vez, num canal curvo, **é essencial** um **instrumento curvo.**

## MÉTODO DE INGLE

1 Medir o dente na radiografia pré-operatória

2. Subtrair pelo menos 1,0 mm de "margem de segurança" para uma possível distorção ou ampliação da imagem.

3. Colocar a régua endodôntica neste comprimento de trabalho provisório e ajustar o batente do instrumento a esse nível.

4 Colocar o instrumento no canal até que o batente esteja no plano de referência, exceto se sentir dor (se não tiver sido utilizada anestesia d), caso em que o instrumento é deixado nesse nível e o batente de borracha é reajustado para este novo ponto de referência.

5. Expor, revelar e limpar a radiografia.

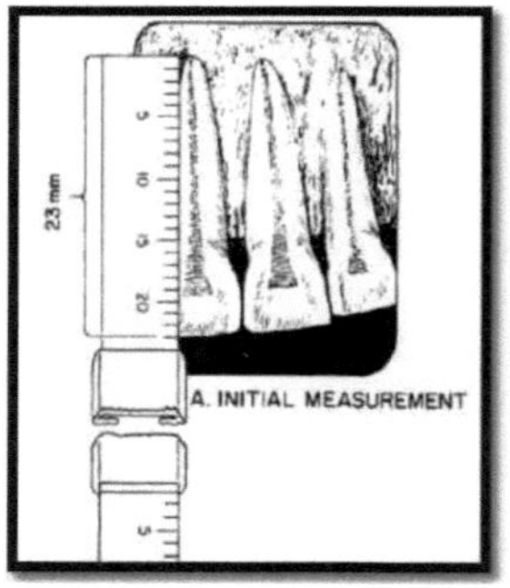


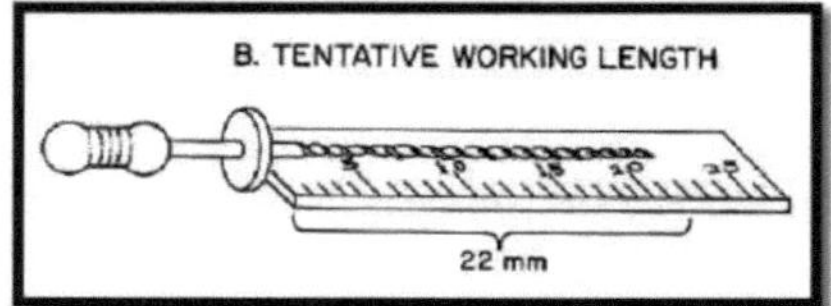


**FIGURA 8 A: MEDIÇÃO INICIAL**

**B: DURAÇÃO PROVISÓRIA DE TRABALHO**

A. Medição inicial. O dente é medido numa boa radiografia pré-operatória, usando a técnica do paralelismo ou do cone longo. Neste caso, o dente parece ter 23 mm de comprimento na radiografia.

B. Comprimento de trabalho provisório. Como fator de segurança, tendo em conta a distorção ou ampliação da imagem, subtrair pelo menos 1 mm à medição inicial para obter um comprimento de trabalho provisório de 22 mm. O instrumento é ajustado com um batente neste comprimento.

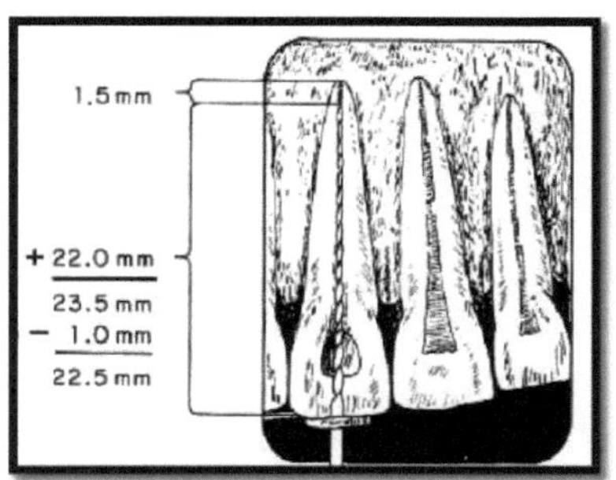

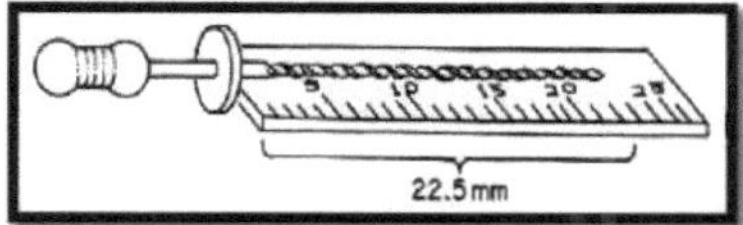


**FIGURA 9: COMPRIMENTO FINAL DE TRABALHO**

Fina l comprimento de trabalho. A radiografia mostra que a imagem do instrumento parece estar a 1,5 mm da extremidade radiográfica da raiz. Este valor é adicionado ao comprimento de trabalho provisório, obtendo-se um comprimento total de 23,5 mm.

Deste valor, subtrair 1,0 mm como ajuste para a terminação apical aquém da CDJ. O comprimento de trabalho final é de 22,5 mm. Instrumentos de ajuste. O comprimento de trabalho final de 22,5 mm é utilizado para ajustar os batentes dos instrumentos utilizados para alargar o canal radicular.[7]

**MÉTODO DE WEINE**

Recomendações de Weine para determinar o comprimento de trabalho com base na evidência radiográfica de reabsorção radicular/óssea.

O raciocínio por detrás desta sugestão é ponderado. Se houver reabsorção radicular, a constrição apical é provavelmente destruída - daí o movimento mais curto de volta para o canal. Além disso, quando a reabsorção óssea é aparente, provavelmente também existe reabsorção radicular, mesmo que não seja aparente radiograficamente.

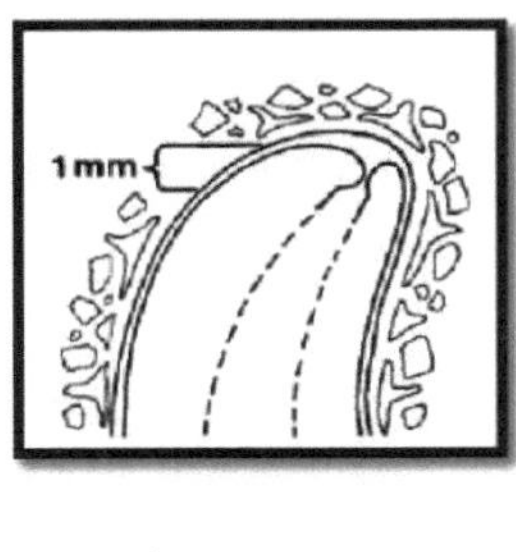

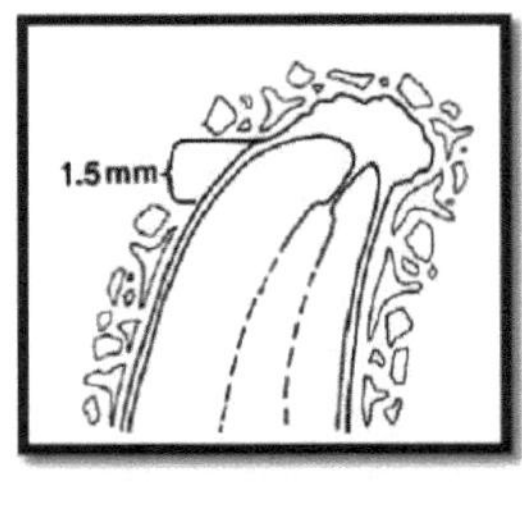

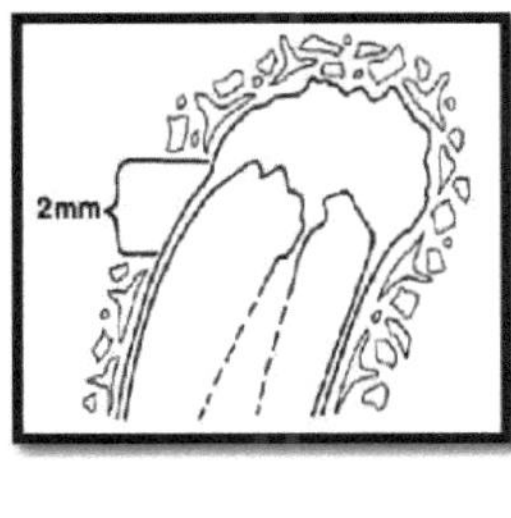


A B C

**FIGURA 10:**

A. Se não for evidente qualquer reabsorção radicular ou óssea, a preparação deve terminar a 1,0 mm do forame apical.

B. Se a reabsorção óssea for aparente mas não houver reabsorção radicular, encurtar o comprimento em 1,5 mm.

C. Se tanto a reabsorção radicular como a reabsorção óssea forem aparentes, encurtar o comprimento em 2,0 mm.

Mais uma vez, é importante salientar que o comprimento de trabalho final pode diminuir até 1 mm à medida que um canal curvo é endireitado por instrumentação.

Recomenda-se, portanto, que o "comprimento do dente" num canal curvo seja reconfirmado após a conclusão da instrumentação.[6]

## MÉTODO DE GROSSMAN

A radiografia de diagnóstico original é utilizada para estimar o comprimento de trabalho do dente, desde a oclusão até ao ápice da raiz. Este comprimento é posteriormente verificado colocando instrumentos com o comprimento de trabalho estimado no canal radicular e tirando uma radiografia de instrumentação. O comprimento de trabalho exato para cada canal é determinado ajustando o comprimento de inserção de modo a que a ponta do instrumento termine a 0,5 mm do ápice da raiz.

## PROCEDIMENTO PASSO A PASSO:

Inicialmente, a lima de diagnóstico (normalmente a lima n.º 10-20 K) que se encaixa no canal radicular é inserida através da cavidade de acesso com um ligeiro movimento de oscilação para contornar qualquer obstrução ou detritos e é suavemente provocada ao longo de todo o comprimento do canal até ter sido inserida no comprimento de trabalho estimado do canal. É tirada uma radiografia para comparar a posição exacta do instrumento no canal radicular com a profundidade de inserção medida (se necessário, o comprimento medido é ajustado de modo a que a ponta do instrumento seja inserida até 0,5 mm desde a saída apical do canal radicular até ao ponto de referência na coroa do dente).

Se a lima K for 1 mm mais comprida ou mais curta do que o forame radiográfico, deve adicionar-se ou subtrair-se o comprimento necessário para obter o comprimento do canal radicular, mas se as diferenças forem superiores a 1 mm, deve fazer-se os ajustes necessários na lima e tirar outra radiografia.

O comprimento de trabalho deve ser arbitrariamente estabelecido 0,5-1 mm mais curto do que o comprimento do canal medido, porque o comprimento real do dente é 1,2 mm menor do que a imagem radiográfica e o forame apical é aproximadamente 0,3 mm mais curto do que a ponta real da raiz (certos estudos anatómicos relataram que a CDJ está 0,4 mm - 0,7 mm afastada do ápice da raiz). Embora a CDJ seja variável, fica sempre aquém do ápice da raiz e, por este motivo, os instrumentos devem parar pelo menos 0,5 mm - 1 mm aquém do comprimento do canal.

Ao medir o comprimento das imagens radiográficas do dente e dos instrumentos de medição, bem como o comprimento real do instrumento, o médico pode determinar o comprimento real do dente através de uma fórmula matemática

Comprimento real do dente= <u>Comprimento real do instrumento x Comprimento radiográfico do</u>

Comprimento radiográfico do instrumento

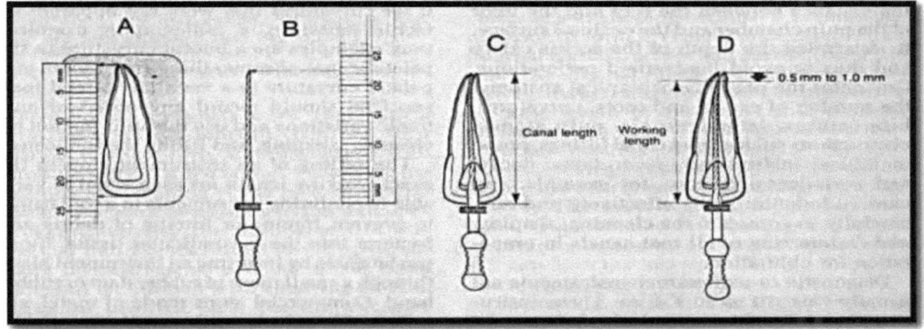


**<u>FIGURA 11</u>: MÉTODO DE GROSSMAN**

O comprimento de trabalho deve ser arbitrariamente estabelecido 0,5 mm a 1 mm mais curto do que o comprimento do canal medido, porque o comprimento real do dente é 1,2 mm inferior ao da imagem radiográfica.

O forame apical está aproximadamente 0,3 mm aquém da ponta da raiz atual.

A CDJ está a cerca de 0,4-0,7 mm de distância do ápice da raiz.

Nos casos de reabsorção apical, o comprimento de trabalho deve ser reduzido em 1,5-2 mm, uma vez que a constrição apical foi destruída pela reabsorção [18].

# CAPÍTULO 8.

# RADIOGRAFIA DIGITAL

Os **sistemas digitais diretos utilizam um sensor de estado sólido**, como um dispositivo de carga acoplada **(CCD)** semelhante aos chips das câmaras de vídeo domésticas. Estes sistemas têm um cabo que liga o sensor ao computador e, por sua vez, ao monitor. Os **sistemas de fósforo de armazenamento utilizam uma** placa de fósforo **foto-estimulável** que armazena a imagem latente no fósforo para posterior leitura por um scanner laser extra-oral. **Os sistemas digitais indirectos utilizam um dispositivo de digitalização ligado** a um computador para digitalizar as películas dentárias tradicionais de halogeneto de prata.

Os sistemas Diret Digital têm três componentes:

1. **Componente "Rádio" - é o** sensor de **estado sólido**.

2. **Componente "Visio" - consiste num** monitor **de vídeo** e numa unidade de processamento de ecrã.

3. **Componente "gráfico" - é o** módulo de **armazenamento** que fornece uma cópia impressa da imagem no ecrã utilizando o mesmo sinal de vídeo. Os sensores digitais diretos são um dispositivo de carga acoplada (CCD) ou um sensor de píxeis activos com semicondutor de óxido metálico complementar (CMOS-APS), dispositivos de carga acoplada (CCD), semicondutor de óxido metálico complementar (CMOS) e um computador com um conversor analógico-digital (ADC).

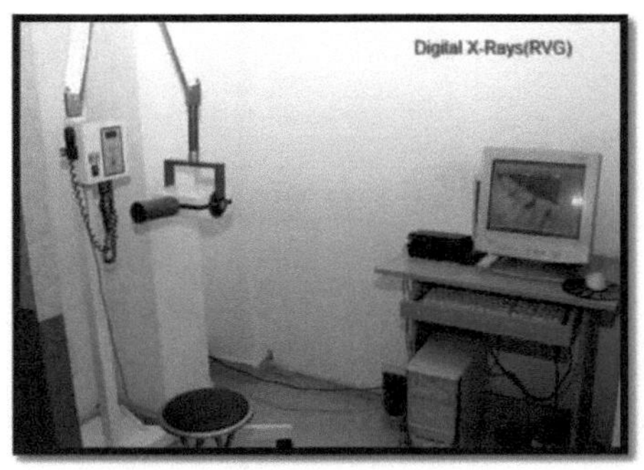


**FIGURA12 : UNIDADE DE RADIOVISIOGRAFIA**

**RADIOVISIOGRAFIA (RVG)**

O **RVG foi introduzido comercialmente pela primeira vez em 1987 por Mouyen et al.** O gerador de raios X rádio-convencional com um temporizador controlado por microprocessador juntamente com um sensor intra-oral composto por um par de terras raras (CCD) através de um conjunto de fibras ópticas. O sinal do CCD é transmitido através de um cabo longo e flexível para a unidade de processamento de visualização "Visio" do equipamento, que processa e armazena digitalmente o sinal do CCD e apresenta uma imagem com uma ampliação de cerca de X2, juntamente com 4 imagens de tamanho ligeiramente inferior ao real no ecrã de vídeo. A parte "Graphy" da imagem é constituída por uma unidade de armazenamento digital em massa ligada a uma impressora térmica.

**CARACTERÍSTICAS DO RVG**

O realce da imagem é muito superior em comparação com a radiografia periapical intra-oral (IOPA). Ajuda no diagnóstico dos canais radiculares com precisão. É tão sensível como a radiografia convencional para detetar cáries oclusais e proximais em itro em dentes não cavitados. A imagem pode ser ajustada eletronicamente de várias formas. O realce dos bordos (filtro passa-alto) realça os bordos entre as regiões adjacentes.

**DISPOSITIVO DE ACOPLAMENTO CARREGADO (CCD)**

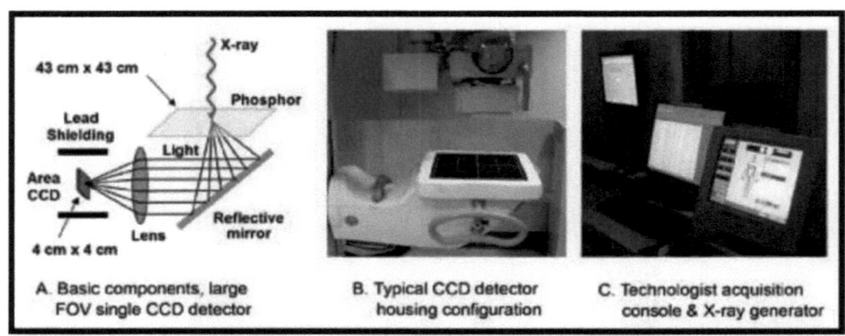


FIGURA: 13: DISPOSITIVO DE ACOPLAMENTO CARREGADO

O CCD é um detetor de estado sólido composto por uma matriz de pixels sensíveis aos raios X ou à luz num chip de silício puro. Um pixel ou elemento de imagem é constituído por um pequeno poço de electrões no qual a energia dos raios X ou da luz é depositada após a exposição. A dimensão individual do píxel do CCD é de aproximadamente 40μ, estando as versões mais recentes na gama dos 20μ. As filas de píxeis estão dispostas numa matriz de 512 x 512 píxeis. O acoplamento de carga é um processo através do qual o número de electrões depositados em cada pixel é transferido de um poço para o seguinte, de forma sequencial, para um amplificador de leitura para apresentação da imagem no monitor. Existem dois tipos de concepções de matrizes de sensores digitais: de área e linear. As matrizes de área são utilizadas para radiografia intra-oral, enquanto as matrizes lineares são utilizadas para imagiologia extra-oral. As matrizes de área estão disponíveis em tamanhos comparáveis ao filme de tamanho 0, tamanho 1 e tamanho 2, mas os sensores são rígidos e mais espessos do que o filme radiográfico e têm uma área sensível menor para a captura de imagens. O sensor comunica com o computador

através de um cabo elétrico. Os CCDs de matriz de área têm dois formatos principais: sensores acoplados por fibra ótica e sensores diretos. Os sensores acoplados por fibra ótica utilizam um ecrã de cintilação acoplado a um CCD. Quando os raios X interagem com o material do ecrã, são gerados fotões de luz, que são detectados e armazenados pelo CCD. As matrizes CCD de sensores diretos captam a imagem.[19,69]

# CAPÍTULO 9. XERO RADIOGRAFIA

Trata-se de um novo método de registo de imagens sem película, em que a imagem é registada numa placa de alumínio revestida com partículas de selénio. Foi utilizado pela primeira vez por **Carison em 1938.** A placa é removida da cassete e sujeita a um relaxamento que remove as imagens antigas, depois estas são carregadas electrostaticamente e inseridas na cassete. São projectadas radiações na película que provocam a descarga selectiva das partículas. Isto forma uma imagem latente que é convertida numa imagem positiva através de um processo denominado "revelação" na unidade de processamento.

**VANTAGENS**

- Esta técnica oferece **'EDGE ENHANCEMENT'** que permite a visualização de estruturas muito pequenas e áreas com pequenas diferenças de densidade.
- A capacidade de ter impressões positivas e negativas em conjunto.
- O potencial para reduzir a exposição à radiação e a dose total absorvida.
- Melhora a visualização das limas e dos canais.
- É duas vezes mais sensível do que as películas convencionais de velocidade D.
- Processamento automático, pelo que não é necessária uma sala escura.
- **DESVANTAGENS**
- Uma vez que a saliva pode atuar como um meio para o fluxo de corrente, a carga eléctrica sobre a película pode causar desconforto ao doente.
- O tempo de exposição varia consoante a espessura da placa.
- O processo de desenvolvimento não pode ser atrasado para além de 15 minutos.[7]

# CAPÍTULO 10. NÃO METÁLICOS GRELHA RADIOGRÁFICA

As radiografias constituem uma ferramenta básica e importante na prática endodôntica. São necessárias na maioria das etapas do tratamento clínico, desde o diagnóstico e a determinação do prognóstico até à conclusão do caso. A medição das radiografias é especialmente importante durante a terapia do canal radicular, onde a precisão é um fator que influencia o sucesso do tratamento. A medição exacta pode ser dificultada pela presença de distorções nas radiografias periapicais intra-orais.

As distorções podem ser na forma de alongamentos ou encurtamentos. Uma forma de minimizar as distorções é a colocação paralela da película radiográfica com suportes de película. Bhakdinaronk e Manson-Hing compararam a técnica do ângulo paralelo e da bissecção com diferentes técnicas de fixação de película. iques. Eles mostraram que quase todas as radiografias apresentavam distorções na forma de alongamentos, embora a técnica de paralelismo pudesse reduzir a quantidade de alongamento. Eles também observaram que as variações morfológicas de paciente para paciente e até mesmo dentro da mesma boca podem causar problemas na colocação paralela de filmes radiográficos.

Para ultrapassar os problemas clínicos das distorções e permitir uma medição exacta numa radiografia, foram introduzidas grelhas radiográficas. Everett e Fixot foram os primeiros a utilizar grelhas metálicas para a determinação do comprimento de trabalho. Schwarz e Baird também propuseram técnicas para a incorporação das grelhas nas radiografias.

No sistema de grelha, uma grelha pré-medida com uma moldura quadrada de 1 mm é colocada juntamente com a película radiográfica e a película é exposta. A imagem obtida tem estruturas anatómicas com linhas de grelha sobre elas. A medição das linhas da grelha ajuda a medir com exatidão o comprimento radiográfico, uma vez que a distância entre as duas linhas da grelha na radiografia é de 1 mm, mesmo que a imagem esteja encurtada ou alongada. Inicialmente, eram utilizadas malhas metálicas para produzir linhas de grelha numa radiografia. A malha metálica era rígida e, por isso, era difícil colocar a película radiográfica fixada à malha na boca do paciente. A malha metálica era altamente radiopaca, pelo que ocultava estruturas anatómicas importantes, como o ápice da raiz e as linhas de fratura. Para ultrapassar esta desvantagem, Larheim e Eggenin, 1979, introduziram um método para produzir linhas de grelha radiolúcidas não metálicas. A vantagem deste sistema era que não mascarava os pontos de referência anatómicos. A desvantagem deste sistema era o procedimento complicado para incorporar a grelha na película.

## MATERIAIS

O sistema é composto por

- Uma malha de lona de 1 mm x 1 mm (cortada à medida da película radiográfica) (A lona foi fabricada por um fabricante local de material de tricotagem. Foi pedido ao fabricante que fabricasse a tela de acordo com as nossas especificações de 1 mm de equidistância).
- Um corante radiossensível à base de iodo, solúvel em água e biocompatível (Telebrix 35 Guerbet BP, Roissy CdGCedex, França).

## COMPOSIÇÃO:

- ioxitalamato de sódio - 0,0966 g
- Meglumineioxitalamato - 0,6509 g
- Quantidades correspondentes de iodo - 0,35 g.
- Adesivo de dupla face

- Filme radiográfico (periapical/oclusal)

## PROCEDIMENTO

A malha de lona é colada na película utilizando um adesivo de dupla face. Em seguida, 0,3 ml do corante é colocado numa seringa e espalhado sobre a tela com os dedos enluvados. O conjunto é colocado numa manga de plástico e, em seguida, num suporte de película radiográfica. As radiografias são tiradas como habitualmente, utilizando a técnica do cone paralelo. A película processada mostra estruturas anatómicas e patológicas normais com linhas de grelha radiolucentes.

O método foi testado com dentes extraídos *in vitro.* Após estes testes, foram realizados casos clínicos com esta técnica para medir o comprimento de trabalho, tamanho da lesão patológica.

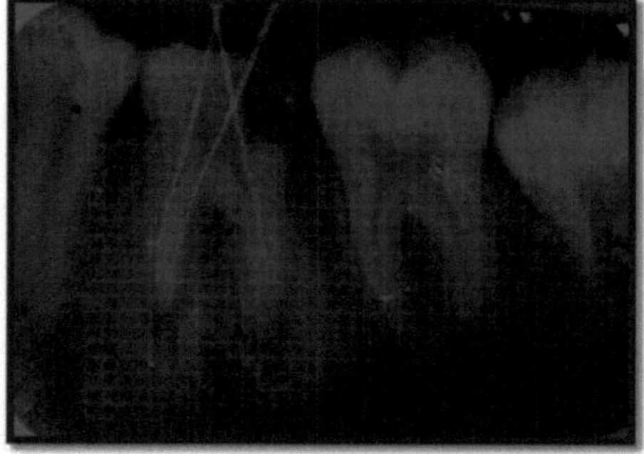

**FIGURA 12: DETERMINAÇÃO DO COMPRIMENTO DE TRABALHO POR GRELHA**

As grelhas radiográficas são úteis na medição exacta de radiografias porque a grelha e as caraterísticas anatómicas são expostas ao mesmo tempo. Mesmo que a radiografia esteja distorcida, as linhas da grelha podem ser contadas como a distância entre as duas linhas da grelha, que é de 1 mm, mesmo que seja alongada ou encurtada. Neste sistema, esperava-se que a tela absorvesse o corante e produzisse linhas de grelha radiopacas. Mas a tela produziu linhas radiolúcidas numa radiografia. Isto pode dever-se ao facto de a tela não absorver o corante. O corante forma uma camada sobre a tela entre a estrutura da malha. Esta camada torna as linhas radiolúcidas da tela mais proeminentes na radiografia e com bom contraste. As linhas radiolúcidas são vistas claramente sobre o osso e os dentes, e são fáceis de contar. As técnicas radiográficas digitais podem sobrepor linhas de grelha radiolúcidas com software, mas essa técnica é completamente diferente da técnica sugerida. A principal utilização das grelhas poderia ser a determinação mais fácil do comprimento de trabalho. Embora os localizadores apicais possam servir este objetivo, os localizadores apicais continuam a ser considerados como adjuvantes das radiografias. A medição exacta de uma lesão patológica é importante para permitir um acompanhamento da progressão ou regressão de uma lesão. Os métodos convencionais de determinar visualmente o tamanho de uma lesão a partir de uma radiografia não são exactos e são padronizados. Este sistema de grelha não metálica também pode ser utilizado para medir o tamanho de uma lesão. As outras utilizações desta técnica incluem a medição do tamanho de um espaço para pilar, a quantidade de dentina remanescente à volta do espaço para pilar ou do canal radicular, o tamanho de um defeito de reabsorção e a deteção do nível exato de fratura da raiz em casos de trauma. Este método é uma forma simples, eficaz e precisa de medir objectos numa radiografia[37].

# CAPÍTULO 11.

# MÉTODOS NÃO RADIOGRÁFICOS

## TÁCTIL DIGITAL SENSE

Neste método, o médico pode sentir um aumento da resistência à medida que a lima atinge os 2 a 3 mm apicais.

Nesta região, é frequente o canal contrair-se (menor diâmetro) antes de sair da raiz.

Se os canais estivessem pré-fechados, era possível a um perito detetar a constrição apical em cerca de 75% dos casos.

Se os canais **não** estavam **pré-fechados, a determinação** da constrição apical por sensação tátil só foi possível em cerca de **um terço dos casos.**

É ineficaz em canais radiculares com um ápice imaturo e é altamente impreciso se o canal estiver apertado em todo o seu comprimento ou se o canal tiver uma curvatura excessiva.

Este método deve ser considerado como **um complemento a** radiografias de **alta qualidade, cuidadosamente** alinhadas, paralelas, no comprimento de trabalho e/ou a um localizador apical.

### VANTAGENS

1. Poupança de tempo

2. Sem exposição a radiações

## DESVANTAGENS

1. Nem sempre fornece leituras exactas.

2. Nos casos de dentes com ápice imaturo, o instrumento pode ser aplicado periapicalmente.[7]

# CAPÍTULO 12. MEDIÇÃO DE PONTOS DE PAPEL

Num canal radicular com um ápice imaturo (bem aberto), o meio mais fiável de determinar o comprimento de trabalho é passar suavemente a **extremidade romba de uma ponta de papel no** canal após ter sido obtida uma anestesia profunda. A humidade ou sangue na parte da ponta de papel que passa para além do ápice pode ser uma estimativa do comprimento de trabalho ou da junção entre o ápice da raiz e o osso. Nos casos em que a constrição apical se perdeu devido a reabsorção ou perfuração, e em que não há hemorragia livre ou supuração no canal, a humidade ou o sangue na ponta de papel é uma estimativa da quantidade de excesso de extensão do preparado.

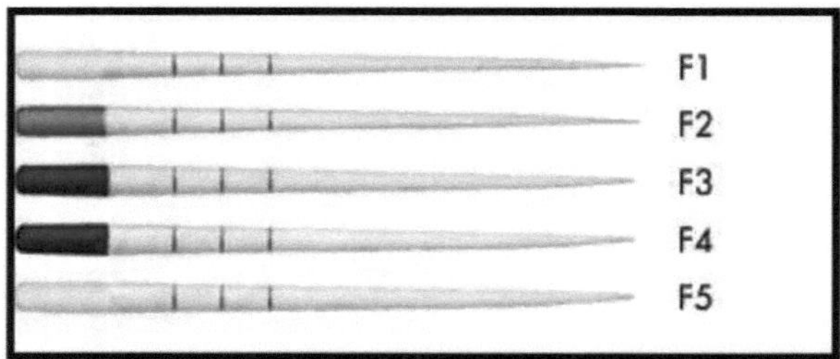


**FIGURA 13: PONTOS DE PAPEL**

Estas pontas de papel têm marcações a 18, 19, 20, 22 e 24 mm da ponta e podem ser utilizadas para estimar o ponto em que a ponta de papel passa para fora do ápice. Pontas de papel absorvente, esterilizadas, codificadas por cores e marcadas com marcações milimétricas.

Uma ponta de papel permanecerá seca num canal se estiver a uma distância curta da superfície da cavidade do canal. Quando a ponta de papel está demasiado estendida, a ação capilar pode permitir a acumulação de fluido excessivo na ponta.

Se uma ponta de papel for colocada num canal seco e removida antes do forame apical, deve ser recuperada seca (Figura 14). Se uma ponta de papel for colocada num canal seco e retirada para além da cavidade do canal, será retirada com fluido (sangue, pus, fluido seroso ou muco) na parte da ponta que se estende através da cavidade do canal. Devido à ação capilar, a porção húmida será estendida a uma certa distância ao longo da ponta do que a porção que esteve diretamente em contacto com o fluido (Figura 15). O comprimento da ponta de papel afetado por esta ação capilar depende da viscosidade do fluido presente para além do canal e da capacidade de absorção da ponta de papel.

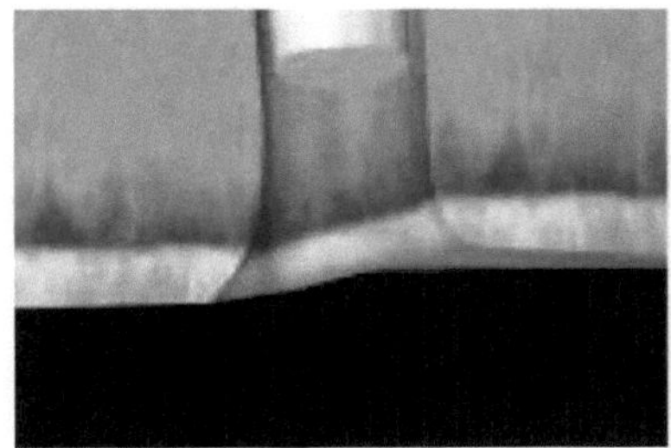

**FIGURA**

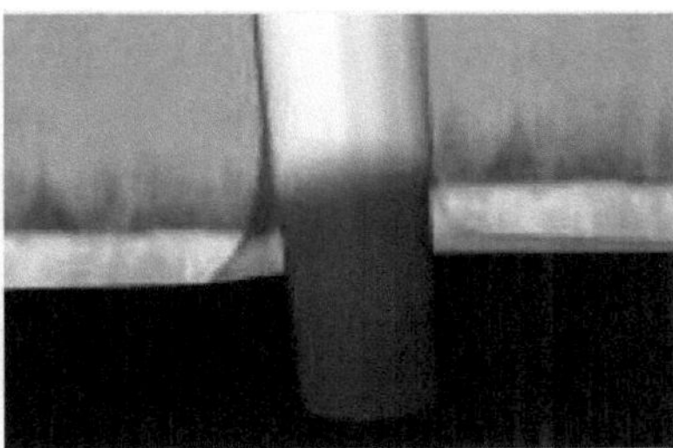

**FIGURA 15**

A extensão apical até à qual a ponta de papel pode ser colocada e permanecer seca é registada como o comprimento até à superfície da cavidade do canal. Assim que a ponta de papel for estendida para além da cavidade do canal, ficará descolorida.

A técnica de medição do ponto de papel pode ser simples. Colocar uma ponta de papel num canal seco e patente. Uma ponta de papel de teste é colocada 1/2 mm antes do comprimento do localizador eletrónico do ápice. Se a ponta sair seca, avance-a até apanhar algum fluido. Anotar o comprimento da ponta que está seca. Agora, é retirada e observada uma outra ponta, imediatamente a seguir a este comprimento. Para este exemplo, suponha que o ponto sai seco. Reintroduzir e avançar a ponta até que a ponta da ponta tenha um pouco de fluido . A ponta não deve permanecer em contacto o tempo suficiente para que ocorra qualquer ação capilar. Registar o comprimento máximo em que a ponta pode ser colocada no canal e permanecer seca como o comprimento do canal. Esta é a cavosuperfície do canal.[7]

# CAPÍTULO 13. SENSIBILIDADE DO LIGAMENTO PERIODONTAL APICAL

Qualquer método de determinação do comprimento de trabalho, baseado na reação do paciente à dor, não corresponde ao método ideal de determinação do comprimento de trabalho. Inserção de um instrumento endodôntico e utilização da reação à dor do doente para determinar o comprimento de trabalho.

Se um instrumento for avançado no canal em direção a tecido inflamado, a pressão hidrostática desenvolvida no interior do canal pode causar dor instantânea moderada a grave. No início da dor, a ponta do instrumento pode ainda estar a vários milímetros da constrição apical. **No entanto,** quando o conteúdo do canal está **totalmente necrótico,** a passagem de um instrumento para o interior do canal e para além da constrição apical pode provocar apenas uma ligeira sensibilização ou possivelmente nenhuma reação.

Por outro lado, Langeland e colaboradores relataram que o tecido pulpar vital com nervos e vasos pode permanecer na parte mais apical do canal principal, mesmo na presença de uma grande lesão periapical.

Isto sugere que pode ser obtida uma resposta dolorosa no interior do canal, mesmo que o conteúdo do canal esteja "necrótico" e exista uma lesão periapical.[6]

# CAPÍTULO 14. LOCALIZADORES ELÉCTRICOS ONIC APEX

Várias técnicas têm sido utilizadas para determinar a posição do terminal do canal e, assim, medir o comprimento de trabalho dos canais radiculares. O método mais popular tem sido a utilização de radiografias[32].

No entanto, embora seja geralmente aceite que o forame apical menor e a constrição apical se localizam, em média, 0,5-1,0 mm aquém do ápice radiográfico (Katz et al. 1991, Morfis et al. 1994), existem grandes variações na relação destes pontos de referência que resultariam numa preparação insuficiente ou excessiva dos canais, com um impacto óbvio na posição da obturação radicular (Stein & Corcoran 1990, Olson et al. 1991).[32]

Embora as radiografias sejam uma parte crítica e integrante da terapia endodôntica (Vertucci 2005), há uma necessidade contínua de reduzir a exposição à radiação ionizante sempre que possível (Brunton et al. 2002, Pendlebury et al. 2004).[32]

Uma das inovações no tratamento dos canais radiculares foi o desenvolvimento de dispositivos electrónicos (McDonald 1992) para detetar o terminal do canal, os **ELECTRONIC APEX LOCATORS**.[32]

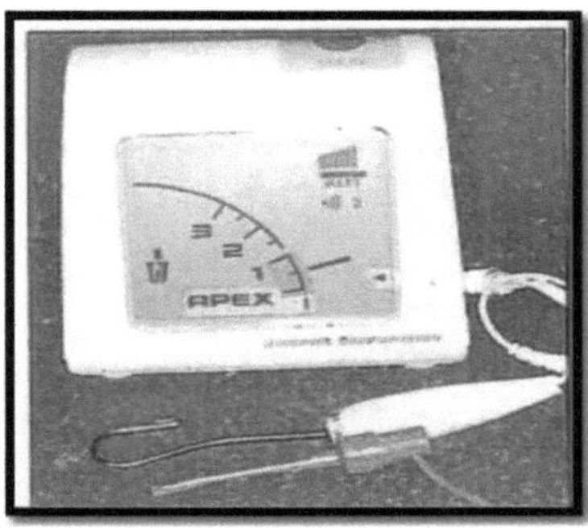


**FIGURA 16: LOCALIZADOR ELECTRÓNICO DO VÉRTICE**

**Os localizadores electrónicos do ápice (EALs)** são extremamente úteis quando o forame apical não coincide com o ápice anatómico, o que ocorre em 41% de todos os dentes posteriores e 34,4% de todos os dentes anteriores[47].

O EAL é um instrumento , que utilizado com radiografias adequadas, permite uma precisão muito maior do controlo do comprimento de trabalho[20,64].

**outras utilizações das EAL**

1. Deteção de perfurações radiculares (também podem ser detectadas perfurações durante a preparação do espaço posterior ou preparações de orifícios de pinos).

2. Determinar a localização das perfurações da raiz ou do assoalho pulpar.

3. Diagnóstico de reabsorção externa e interna.

4. Deteção de fissuras, fracturas horizontais ou verticais das raízes.

5. Útil durante o tratamento endodôntico de dentes com formação incompleta da raiz durante a apexificação.[2]

Qualquer ligação entre o canal radicular e a membrana periodontal, como fracturas radiculares, fissuras e reabsorções internas ou externas, será reconhecida pelo localizador apical, que serve como uma excelente ferramenta de diagnóstico nestas circunstâncias[28].

## DETECÇÃO DE PERFURAÇÃO RADICULAR

A deteção precoce e o tratamento imediato de uma perfuração iatrogénica são muito importantes para um bom prognóstico. A deteção radiográfica dificulta muitas vezes a existência da perfuração, particularmente quando ocorre por via buco-lingual.

Kaufman et al.[22] compararam as capacidades do Root ZX, do Apit III (Endex) e do Sono Explorer Mark II na deteção de uma perfuração radicular. Quando testadas em 30 dentes humanos extraídos in vitro, todas as EALs testadas eram clinicamente aceitáveis, onde a ponta da lima terminava 0,06 mm a 0,60 mm aquém do contorno externo da superfície da raiz. Assim, a utilização de uma EAL para fazer uma deteção precoce de uma perfuração radicular parece ser muito eficaz.

### Vantagens das EAL

1. As EALs são particularmente úteis quando a porção apical da raiz é obscurecida por estruturas anatómicas, como a densidade óssea excessiva, raízes sobrepostas, dentes impactados, o arco zigomático ou abóbadas palatinas pouco profundas.
2. Reduz o tempo de tratamento.
3. Reduz o número de radiografias, poupando assim mais tempo. Reduz também consideravelmente a dose de radiação.
4. Seguro em caso de gravidez.
5. Os resultados são instantâneos (fáceis e rápidos) e reproduzíveis em todas as consultas.
6. Os resultados são exactos
7. Podem ser detectadas perfurações.
8. Pode medir o espaço pulpar exatamente até à constrição.

### desvantagens das EAL

1. As EALs apenas fornecem a impedância eletrónica e **não a forma do canal**. Para obter

informações anatómicas sobre as raízes e os canais, as radiografias continuam a ser uma necessidade nos procedimentos endodônticos.

2. Contraindicado em doentes com pacemakers cardíacos.

## PARTES DE EALs:

Um localizador apical eletrónico (EAL) típico tem duas partes:

- Máquina principal com ecrã de visualização e
- Cabo com fichas no localizador do vértice.

O cabo de ligação tem 2 extremidades.

1. **Suporte de lima**: Uma extremidade com mola que segura a lima e
2. **Gancho labial**: um gancho metálico que contorna o lábio inferior no lado oposto do dente isolado da RCT. Completa o circuito.

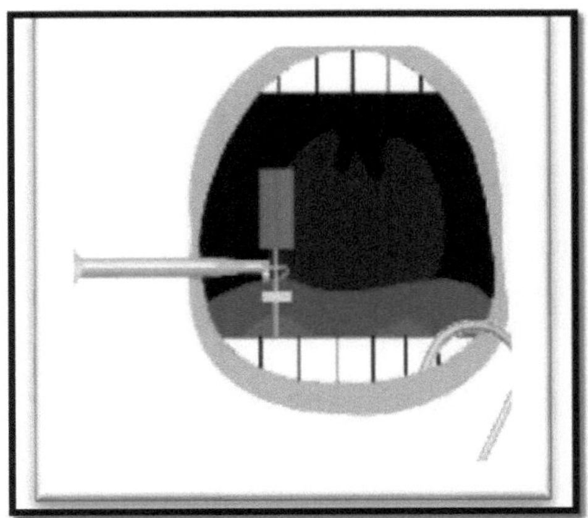

**FIGURA 17: PARTES DO LOCALIZADOR ELECTRÓNICO DO VÉRTICE**

## FUNCIONAMENTO DO EAL:

Como qualquer nova tecnologia, existe uma **curva de aprendizagem para os EAL**. É preciso alguma prática para aprender a interpretar as leituras no ecrã e desenvolver confiança na sua exatidão.

□ Isolar bem o dente. Não deve entrar em contacto com qualquer fluido ou tecido mole como a bochecha, a língua ou o lábio.

□ Secar a câmara pulpar (não o canal!). Não deve haver qualquer descarga ativa de pus/sangue de qualquer canal.

➢ Os irrigantes não condutores fornecem as leituras mais exactas. Estes incluem RC Prep, álcool ou canais secos. Os irrigantes condutores, como o hipoclorito de sódio ou o soro fisiológico, são mais problemáticos

□ Agora insira a lima de encaixe no canal.

□ Fixar o porta-ficheiros por cima do batente de borracha.

Escolha ficheiros mais longos, uma vez que também é necessário algum espaço para o suporte do ficheiro.

□ Colocar o gancho de lábio no lado oposto do dente RCT.

➢ Certifique-se de que a lima e o clip labial não entram em contacto com qualquer restauração metálica.

□ Agora coloque o localizador Apex.

□ Comece a empurrar a lima no canal.

□ À medida que se aproxima do Apex, os números começam a aparecer no ecrã do localizador.

□ Continuar a empurrar o ficheiro até atingir a leitura de 0,5.

□ O sinal sonoro torna-se contínuo e a palavra "Apex" começa a aparecer no ecrã. Mas este ainda não é o Apex!

□ Continue a empurrar a lima no canal até chegar a 0,0 (pelo menos 0,1 ou 0,2).

□ Agora comece a retirar/puxar lentamente a lima para fora do canal.

□ Assim que a leitura de 0,5 for novamente atingida no ecrã, pare de efetuar o levantamento.

Repetir o processo várias vezes para verificar. Se as leituras não forem reproduzíveis, provavelmente não são exactas.

- □ Agora, ajuste a rolha de borracha de silicone à cúspide ou plano de referência.
- □ Retire o suporte da lima. Retirar a lima do canal com cuidado, sem deslocar o batente de borracha.
- □ Meça o comprimento da lima. Esse é suposto ser o comprimento de trabalho desse canal.
- □ O mesmo procedimento é repetido para os restantes canais. Todos os comprimentos são anotados.

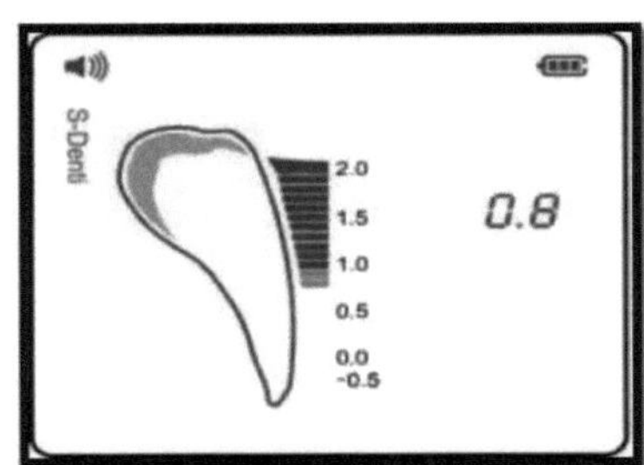


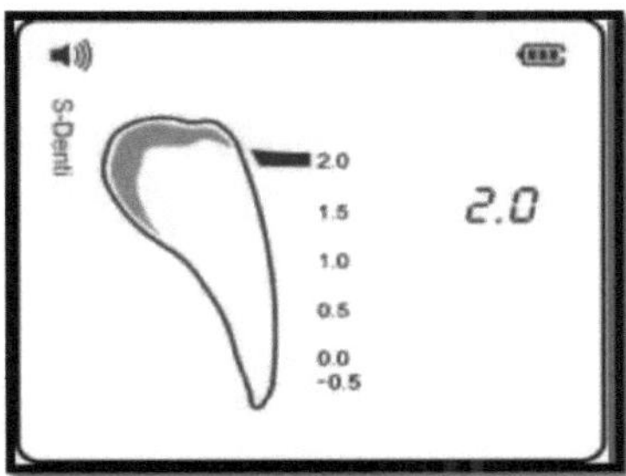


**FIGURA 18: FUNCIONAMENTO DO LOCALIZADOR ELECTRÓNICO DO VÉRTICE**

## CARACTERÍSTICAS ELÉCTRICAS DA ESTRUTURA DENTÁRIA

Os canais radiculares estão rodeados por dentina e cemento que são isoladores da corrente eléctrica. No forame apical menor, no entanto, existe um pequeno orifício no qual os materiais condutores dentro do canal são ligados eletricamente ao ligamento periodontal que é um condutor de corrente eléctrica. O material resistivo do canal (dentina, tecido, fluido) com uma resistividade particular forma uma resistência, cujo valor depende do comprimento, da área da secção transversal e da resistividade dos materiais (figura 19). Se uma lima endodôntica penetra no interior do canal, e se aproxima do terminal do canal, a resistência entre a extremidade do instrumento e a porção apical do canal diminui, porque o comprimento efetivo do material resistivo no interior do canal (l na figura 19) diminui.

Para além das propriedades resistivas , a estrutura do dente tem caraterísticas capacitivas. Consideremos a lima, com uma área de superfície específica, como um lado de um condensador e o material condutor (por exemplo, o ligamento periodontal) fora da dentina como a outra placa desse condensador. O tecido e o fluido no interior do canal, para além do cemento e da dentina da parede do canal, podem ser considerados como separadores das duas placas condutoras e determinam uma constante dieléctrica. Essa estrutura forma um capacitor, muito mais complexo do que o simbolizado na figura 20. A estrutura eléctrica do canal é muito mais complicada do que os elementos resistivos e capacitivos descritos acima e a sua modelação exacta não é uma tarefa simples (Meredith & Gulabivala 1997).

Meredith & Gulabivala (1997) propuseram um circuito equivalente que modelava o sistema de canais radiculares, incluindo os tecidos periapicais. Verificaram que o canal radicular funcionava como uma rede eléctrica complexa com elementos resistivos e capacitivos. Apresentava caraterísticas de impedância complexas com componentes resistivos e capacitivos em série e em paralelo, com um modelo simplificado apresentado na figura 21.

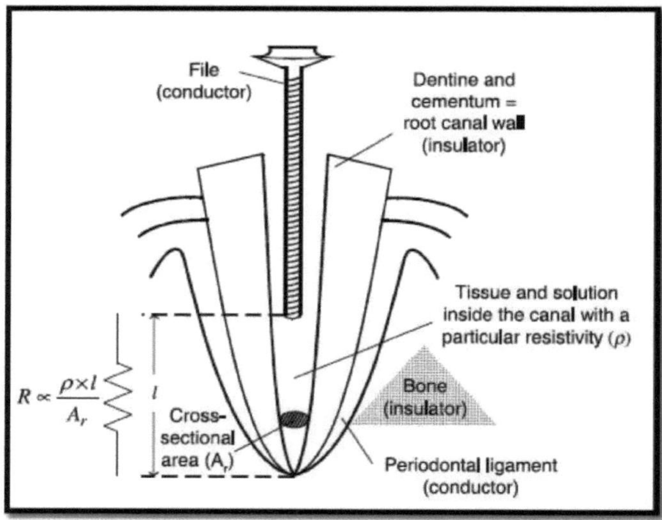


**FIGURA 19: A ESTRUTURA DO DENTE DURANTE O TRATAMENTO DO CANAL RADICULAR EM TERMOS DE CONDUTIVIDADE ELÉCTRICA E RESISTÊNCIA DO MODELO.**

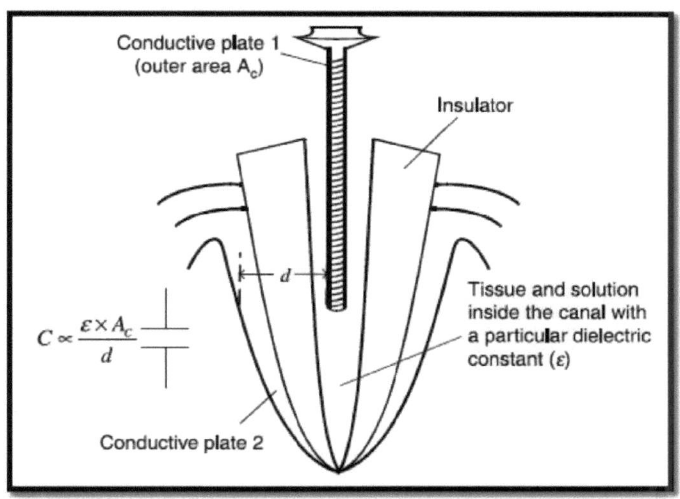


**FIGURA 20: A CAPACITÂNCIA DO DENTE DURANTE O TRATAMENTO DO CANAL RADICULAR.**

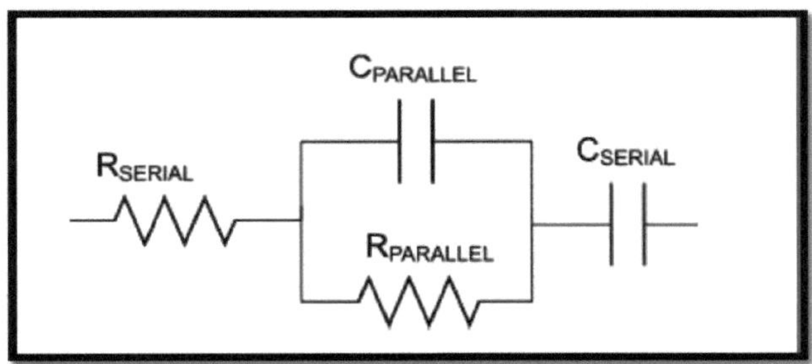


**FIGURA 21: O MODELO ELECTRÓNICO SIMPLIFICADO DE UM DENTE PROPOSTO POR MEREDITH & GULABIVALA (1997)**

## CLASSIFICAÇÃO DAS EALs

I. De acordo com o ***PRINCÍPIO DO FUNCIONAMENTO***, os diferentes tipos de EAL disponíveis são :

<table>
<tr><td>Direct Current:</td><td colspan="4">Original Ohmmeters used by Suzuki and Sunada</td></tr>
<tr><td rowspan="5">Alternating Current:</td><td>Resistance type:</td><td colspan="3">Root Canal Meter/The Endodontic Meter (Onuki)<br>Sono Explorer (Salatec)<br>Neosono-D, MC, and Ultima EZ (Amadent)<br>Apex Finder (EIE – old version)</td></tr>
<tr><td>Impedance type:</td><td colspan="3">Endocator (Hygienic) uses 400 kHz</td></tr>
<tr><td rowspan="3">Frequency type:</td><td>Subtraction (difference) type:</td><td colspan="2">Endex/Apit (Osada) uses 1kHz and 5kHz<br>Neosono Ultima EZ (Amadent)</td></tr>
<tr><td rowspan="2">Ratio type:</td><td>2 frequencies</td><td>Root ZX (J. Morita) uses 0.4kHz and 8kHz</td></tr>
<tr><td>5 frequencies</td><td>The AFA Apex Finder (Sybron)<br>Elements Diagnostic Unit (Sybron)</td></tr>
</table>

II. De acordo com as várias ***GERAÇÕES DE EALs:***

Esta classificação é a modificação da classificação apresentada por McDonald.[68]

Esta classificação baseia-se no tipo de fluxo de corrente e na oposição ao fluxo de corrente, bem como no número de frequências envolvidas.[28]

1. PRIMEIRA GERAÇÃO
2. SEGUNDA GERAÇÃO
3. TERCEIRA GERAÇÃO
4. QUARTA GERAÇÃO
5. QUINTA GERAÇÃO
6. SEXTA GERAÇÃO

## LOCALIZADORES APICAIS DE PRIMEIRA GERAÇÃO

Os dispositivos de localização apical de primeira geração, também conhecidos como **localizadores apicais de resistência**, medem a oposição ao fluxo de corrente contínua ou resistência. A resistência foi medida entre os dois eléctrodos para determinar a localização dentro do canal. Quando a ponta da lima atinge o ápice no canal, o valor da resistência é de 6,5 kΩ (corrente de 40 mA).[12,2]

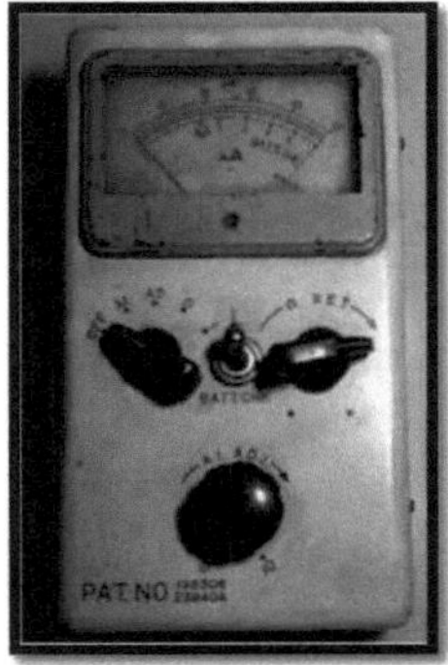


**FIGURA 22: OHMÍMETRO D.C**

O **medidor de canais radiculares** (Onuki Medical Co., Tóquio, Japão) foi desenvolvido em 1969. Utilizava o método da resistência e corrente alternada como uma onda sinusoidal de 150 Hz.

A dor era frequentemente sentida devido às correntes elevadas do aparelho original, pelo que foram efectuadas melhorias e lançadas como o **Endodontic Meter** e o **Endodontic Meter S II** (Onuki Medical Co.), que utilizavam uma corrente inferior a 5 µA (Kobayashi 1995).

Outros dispositivos da primeira geração incluem o **Dentometer** (Dahlin Electromedicine, Copenhaga, Dinamarca) e o **Endo Radar** (Elettronica Liarre, Imola, Itália). Estes aparelhos foram considerados pouco fiáveis quando comparados com as radiografias, sendo que muitas das leituras eram significativamente mais longas ou mais curtas do que o comprimento de trabalho aceite (Tidmarsh et al. 1985).[28]

A **desvantagem** dos dispositivos EAL de 1ª geração é que a dor era frequentemente sentida devido às elevadas correntes eléctricas. Atualmente, a maioria dos dispositivos de localização apical de primeira geração está fora do mercado.

## LOCALIZADORES APICAIS DE SEGUNDA GERAÇÃO

Os localizadores apicais de segunda geração, também conhecidos como **localizadores apicais de**

**impedância**, medem 2

oposição ao fluxo de corrente alternada ou impedância.

Estes eram do tipo de impedância de frequência única que utilizava medições de impedância em vez de resistência para medir a localização dentro do canal. A impedância é composta por resistência e capacitância, e tem um traço de amplitude sinusoidal. Esta propriedade é utilizada para medir a distância em diferentes condições do canal, utilizando diferentes frequências.[28]

## DESVANTAGENS DA 2ND GERAÇÃO

o O canal radicular tem de estar razoavelmente livre de materiais electrocondutores para obter leituras precisas.

o A presença de tecido e de irrigantes electro-condutores no canal altera as caraterísticas eléctricas e conduz a medições imprecisas, normalmente mais curtas.

**o Situação "Catch-22"**. Os canais devem ser limpos e secos para medir o comprimento de trabalho, ou o comprimento de trabalho deve ser medido para limpar e secar os canais?[2]

Existe ainda uma outra questão: Nem todos os localizadores apicais incorporam o mesmo grau de sofisticação nos circuitos electrónicos que ajustam a sua sensibilidade para compensar o ambiente intra-canal ou indicam no seu visor que deve ser mudado de um modo húmido para um modo seco ou vice-versa.[2]

Inoue desenvolveu o **Sono-Explorer**, um dos primeiros localizadores apicais de segunda geração, que era calibrado na bolsa periodontal de cada dente e medido pelo feedback do circuito do oscilador (Inoue 1972).[28,2] O sinal sonoro do dispositivo indicava quando o ápice era atingido, pelo que alguns clínicos pensaram erradamente que era medido utilizando ondas sonoras (Inoue 1973).[28]

Vários outros localizadores apicais de segunda geração ficaram então disponíveis, como o **SONOEXPLORER II**, incluindo uma série de melhorias no Sono- Explorer.[2]

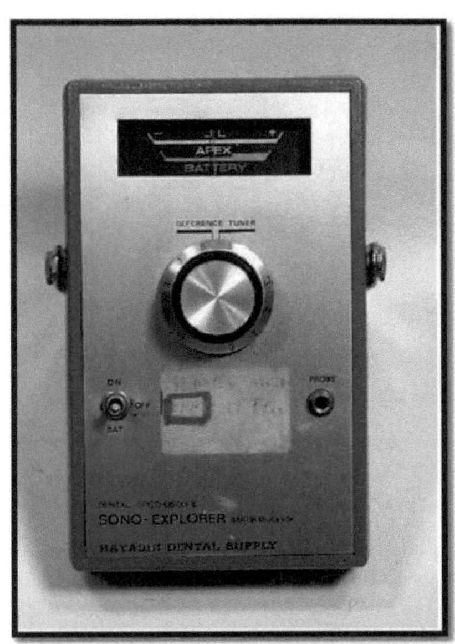


**FIGURA 23: SONO EXPLORER II**

Um modelo posterior, o **Sono-Explorer Mk III,** utiliza um medidor para indicar a distância ao ápex (Inoue & Skinner 1985).[28] Um dispositivo de medição de ondas de alta frequência (400 kHz), o **Endocater**[9] (Yamaura Seisokushu, Tóquio, Japão) foi introduzido por Hasegawa et al. (1986). Com um elétrodo ligado à cadeira dentária e uma bainha sobre a sonda, foi capaz de efetuar medições nos canais, mesmo com a presença de fluidos condutores. A bainha causou problemas porque não entrava em canais estreitos, podia ser esfregada e era afetada pela autoclavagem (Fouad et al. 1990, Himel & Schott 1993).[28]

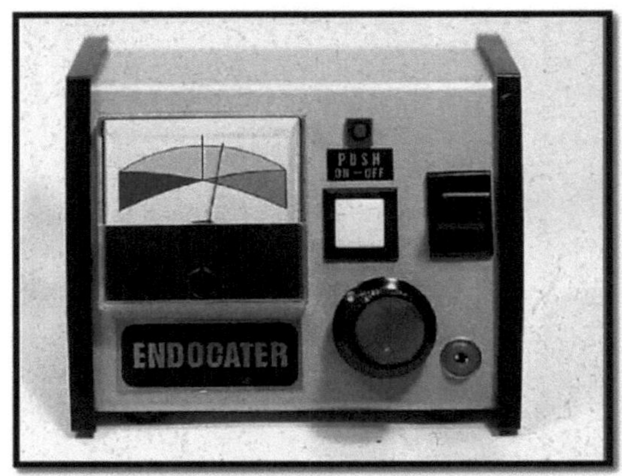


FIGURA 24: ENDOCATER

Ushiyama (1983) sugeriu a utilização de um elétrodo bipolar concêntrico que mede a densidade de corrente evocada numa área limitada do canal, cujo potencial máximo é obtido quando o elétrodo encontra uma constrição.

O **método do gradiente de voltagem** podia medir com fluidos condutores presentes, mas era limitado pela presença, ausência e localização de uma constrição e o elétrodo não cabia num canal estreito (Ushiyama et al. 1988).[28]

Um número crescente de localizadores apicais de segunda geração foi concebido e comercializado, mas todos sofreram problemas semelhantes de leituras incorrectas com electrólitos nos canais e também em canais secos[28].

**O Apex Finder** e o aparelho de teste da polpa combinado com o localizador apical**, o Endo Analyzer** (Analytic/Endo, Orange, CA, EUA), são auto-calibráveis com um indicador LED digital visual, mas têm tido relatórios variáveis de exatidão.[28]

O grupo de Fouad utilizou a determinação radiográfica do comprimento e encontrou uma exatidão de 67% ± 0,5 mm a partir do ápice radiográfico (Fouad et al. 1990). Czerw et al. (1995) observaram que a unidade sobrestimou o comprimento em mais de 0,5 mm em 16,6% das vezes numa avaliação in vitro. De Moor et al. (1999) verificaram, numa experiência in vitro com gelatina, que a maioria das medições resultava numa perfuração do ápice.

**O Digipex I, II e III** (Mada Equipment Co., Carlstadt, NJ, EUA) também combinou um testador de vitalidade pulpar com localizador apical.[28]

O **Digipex W37** tem um indicador digital LED visual e um indicador sonoro. Requer calibração.

Czerw et al. (1995) consideraram o Digipex II tão fiável como o Root ZX num estudo in vitro.

**O Exact-A-** Pex (Ellmann International, Hewlett, NY, EUA) utiliza um áudio e um ecrã de díodo emissor de luz (LED). Verificou-se que o Exact-A-Pex duplicava sempre o comprimento do canal, determinado através da visualização da ponta de uma lima no forame dos dentes extraídos (Czerw et al. 1994).[9]

Hu'lsmann & Pieper (1989) verificaram que o Exact-A-Pex media consistentemente curto em dentes imaturos que necessitavam de apexificação, mas era capaz de dar resultados corretos no momento da obturação, comparando os resultados com as radiografias.[9]

**O Formatron IV** (Parkell Dental, Farmingdale, NY, EUA) é um aparelho pequeno e simples com um ecrã LED. Utiliza uma corrente alternada e mede a impedância para medir a distância da ponta da lima ao ápice. Também tem tido resultados variáveis em termos de exatidão.

Himel (1993) verificou que tinha uma exatidão de ±0,5 mm em relação ao ápice radiográfico em 65% das vezes e de 1 mm em 83% das vezes. O fabricante afirma nas instruções que não funciona com hipoclorito de sódio ou outros irrigantes condutores. Este dispositivo é pequeno, leve e económico.[28]

O localizador apical **Pio** (Denterials Ltd., St. Louis, Mo.) tem um ecrã analógico e um indicador áudio. Tem um botão de ajuste para calibração.

## LOCALIZADORES APICAIS DE TERCEIRA GERAÇÃO

O ***princípio*** em que se baseiam os localizadores apicais de "terceira geração" é o seguinte:

Em ambientes biológicos, o componente reativo facilita o fluxo da corrente alternada, mais para frequências mais altas do que para frequências mais baixas . Assim, um **tecido** através do qual fluem duas correntes alternadas de frequências diferentes **impedirá** mais a corrente de frequência mais baixa do que a corrente de frequência mais alta. A componente reactiva do circuito pode mudar, por exemplo, quando a posição de uma lima muda num canal. Quando isso acontece, as impedâncias oferecidas pelo circuito a correntes de frequências diferentes mudam umas em relação às outras. Este é o princípio em que se baseia o funcionamento dos localizadores apicais de "terceira geração".[2]

O **Endex**[2] (Osada Electric Co.,Los Angeles, Calif. e Japão), o localizador apical original de terceira geração, foi descrito por Yamaoka et al. Na Europa e na Ásia, este dispositivo está disponível como **APIT**.

Utiliza uma corrente alternada muito baixa. Os sinais de duas frequências (5 e 1 kHz) são aplicados como uma forma de onda composta de ambas as frequências. À medida que o alargador/ lima endodôntica entra na parte coronal do canal, a diferença nas impedâncias nas duas frequências é pequena. À medida que o instrumento é avançado apicalmente, a diferença nos valores de impedância começa a mudar.

## A RAIZ ZX [28,2]

A principal deficiência dos primeiros localizadores apicais (leituras erradas com electrólitos) foi ultrapassada por Kobayashi et al. (1991) com a introdução do "método da razão" ou "método da divisão" e o subsequente desenvolvimento do Root ZX auto-calibrável (J. Morita, Tóquio, Japão) (Kobayashi & Suda 1994).

O método do rácio funciona com base no princípio de que duas correntes eléctricas com frequências de onda sinusoidal diferentes (8 e 0,4 kHz) terão impedâncias mensuráveis que podem ser medidas e comparadas como um rácio, independentemente do tipo de eletrólito no canal. A capacitância de um canal radicular aumenta significativamente na constrição apical, e o quociente das impedâncias reduz-se rapidamente à medida que a constrição apical é atingida.

A alteração da capacitância eléctrica na constrição apical é a base do funcionamento do Root ZX e da sua precisão.

Um microprocessador no dispositivo calcula o rácio das duas impedâncias. O quociente das impedâncias é apresentado num painel LCD e representa a posição da ponta do instrumento no interior do canal.[2]

O quociente "foi pouco influenciado pelas condições eléctricas do canal, mas mudou consideravelmente perto do forame apical". Quando o diâmetro menor do canal é atingido, o quociente aproxima-se de um valor de 0,67. Este é um valor constante que é fiável na presença de electrólitos ou tecido pulpar.[67]

Algumas das vantagens do **Root ZX** são o facto de **não necessitar de ajuste ou calibração** e de poder ser utilizado quando o canal está cheio com um eletrólito forte ou quando o canal está **"vazio"** e **húmido.** O medidor é um LCD de fácil leitura. A posição da ponta do instrumento no interior do canal é indicada no medidor LCD e pelos sinais sonoros do monitor.[2]

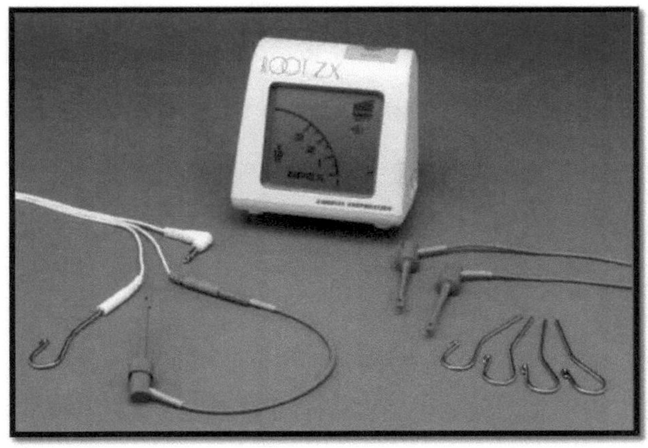

**FIGURA 25: LOCALIZADOR APICAL ROOT ZX DE TERCEIRA GERAÇÃO COM ACESSÓRIOS (ESQUERDA) E ACESSÓRIOS EXTRA (DIREITA). O MICROPROCESSADOR DO ROOT ZX CALCULA A RELAÇÃO DE DUAS IMPEDÂNCIAS E APRESENTA A APROXIMAÇÃO DE UMA LIMA AO ÁPEX NUM ECRÃ DE CRISTAIS LÍQUIDOS. FUNCIONA TANTO EM CANAL "SECO" COMO EM CANAL "HÚMIDO" COM ELECTRÓLITO.**

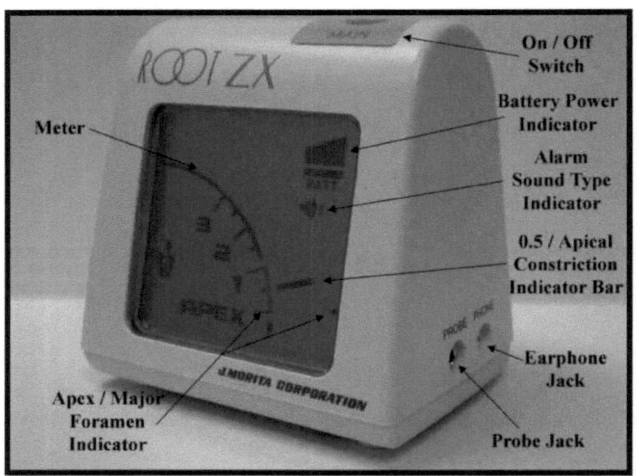


FIGURA 26: ROOT ZX COM OS SEUS COMPONENTES

**Combinação de localizador apical e peça de mão endodôntica:**[9]

A **Tri Auto ZX** (J. Morita Mfg. Corp. USA; Irvine, Califórnia) é uma **peça de mão endodôntica** eléctrica sem fios **com um localizador apical Root ZX incorporado.** A peça de mão utiliza instrumentos rotativos de níquel-titânio que rodam a 280 ± 50 rpm. A posição da ponta do instrumento rotativo é continuamente monitorizada no painel de controlo LED da peça de mão durante a moldagem e limpeza do canal.

O Tri Auto ZX dispõe de três mecanismos de segurança automáticos.

1. **Mecanismo de arranque e paragem automático:** A peça de mão inicia automaticamente a rotação quando o instrumento entra no canal e pára quando o instrumento é retirado.

2. **Mecanismo de inversão automática do binário:** A peça de mão também pára automaticamente e inverte a rotação do instrumento quando o limite de tor que (30 gramas/centímetro) é excedido, um mecanismo desenvolvido para evitar a quebra do instrumento.

3. **Mecanismo de inversão apical automática**: A peça de mão pára automaticamente e inverte a rotação quando a ponta do instrumento atinge uma distância da constrição apical que foi predefinida pelo médico, um mecanismo controlado pelo localizador apical Root ZX incorporado e desenvolvido

para evitar a instrumentação para além da constrição apical.

O Tri Auto ZX tem quatro modos.

1. No **modo de Medição Eletrónica da Raiz (EMR)**, uma lima labial, uma lima manual e um suporte de lima são utilizados com o localizador do ápice na peça de mão para determinar o comprimento de trabalho. O motor da peça de mão não funciona neste modo.

2. No modo **LOW**, o limiar de binário é mais baixo do que no modo HIGH. O modo LOW é utilizado com instrumentos de tamanho pequeno a médio para moldar e limpar as secções apical e do terço médio do canal radicular. Todos os três mecanismos de segurança automáticos estão funcionais neste modo.

3. No modo **HIGH**, o limiar de binário é superior ao do modo LOW, mas inferior ao do modo MANUAL. O modo HIGH é utilizado com instrumentos de tamanho mi d a grande para moldagem e limpeza nas secções do terço médio e do terço coronal do canal radicular. Todos os três mecanismos de segurança automáticos estão funcionais neste modo.

4. O modo **MANUAL** oferece o limite mais elevado de binário. No modo MANUAL, os mecanismos de arranque-paragem automático e de inversão de binário automática não funcionam. O mecanismo de inversão apical automática funciona. O modo MANUAL é geralmente utilizado com instrumentos de grandes dimensões para alargamento coronal.

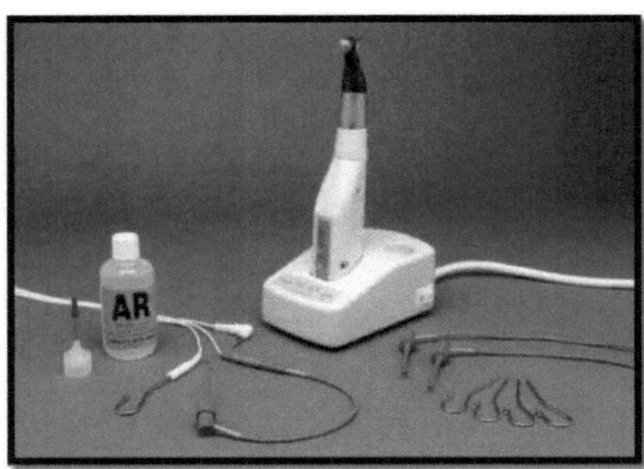


**<u>FIGURA 27</u>: O TRI-AUTO ZX É ESSENCIALMENTE UMA PEÇA DE MÃO**

ENDODÔNTICA AUTOMÁTICA E SEM FIOS COM UM LOCALIZADOR DE ÁPEX ROOT ZX INCORPORADO. A POSIÇÃO DA PONTA DO INSTRUMENTO ROTATIVO DE NÍQUEL-TITÂNIO É CONSTANTEMENTE MONITORIZADA E APRESENTADA NO PAINEL DE CONTROLO COM LEDS. UMA FUNÇÃO DE SEGURANÇA INTEGRADA PÁRA E INVERTE O MOTOR QUANDO O ÁPICE É APROXIMADO PELA PONTA DA LIMA. UM LUBRIFICANTE CONTRA-ÂNGULO COM UMA TAMPA DOSEADORA E ACESSÓRIOS LOCALIZADORES DO VÉRTICE.

**O Dentaport ZX** [68] (J. Morita Co., Kyoto, Japão e J. Morita Mfg. Co., Irvine, Califórnia, EUA) introduzido no mercado japonês e americano é composto por dois módulos: o Root ZX e o TriAuto ZX.

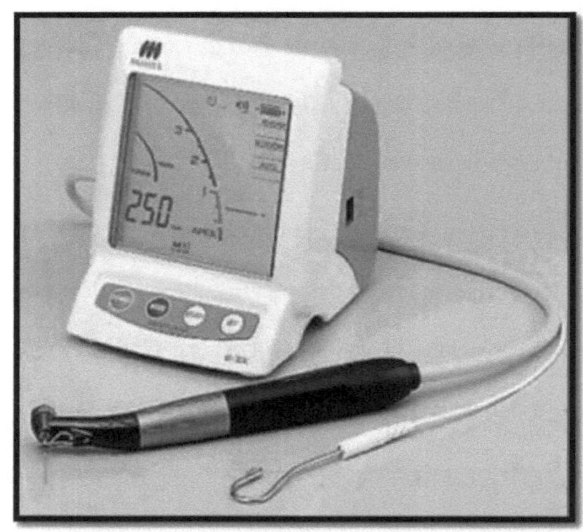

**<u>FIGURA 28</u>: DENTAPORT ZX**

**O Root ZX mini** da Morita é conhecido em todo o mundo como o **"Padrão de Ouro"** porque o Root ZX está bem estabelecido como o localizador apical mais exato e o que importa no localizador apical é a exatidão e nada mais. O Root ZX mini também detecta perfurações no canal. Este mais recente localizador apical Root ZX mini pode ser ligado ao Endo Motor Tri Auto mini da Morita e esta combinação reduz em grande medida a quebra de limas.

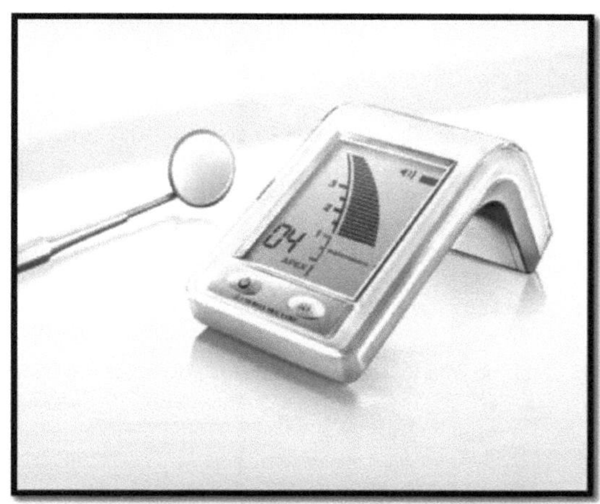


**FIGURA 29: ROOT ZX MINI**

**O Neosono Ultima Ez Apex Locator**[2] (Satelec Inc; Mount Laurel, N.J.) é um dispositivo de terceira geração que substitui a linha Sono-Explorer de segunda geração. Também conhecido como **DatApex** (Dentsply Maillefer) no Hemisfério Sul.[28]

Para contornar as patentes japonesas de duas frequências de corrente alternada, a Amadent desenvolveu um dispositivo com múltiplas frequências e implantou um microchip que seleciona duas das muitas frequências para dar uma leitura precisa em canais húmidos ou secos. Funciona melhor na presença de hipoclorito de sódio. O Ultima-Ez é montado com um gráfico do canal radicular que mostra a posição da lima, bem como um sinal sonoro.

***A capacidade de "definir" a leitura digital para 0,5 ou 1,0 mm permite também medições de canais muito abertos.***

O Ultima-Ez também vem com um **testador de polpa anexado**, chamado **Co-Pilot** (Amadent; Cherry Hill, N.J.).[2]

O **APEX FINDER A.F.A.**[2] ("All Fluids Allowed"-Modelo 7005, Sybron Endo/Analytic; Orange, Califórnia) utiliza múltiplas frequências e princípios de impedância comparativa no seu circuito eletrónico. (5 frequências e 4 rácios de amplitude)

É relatado como sendo preciso, independentemente dos irrigantes ou fluidos nos canais que estão a ser medidos. Possui um painel de ecrã de cristais líquidos (LCD) que indica a distância da ponta do instrumento ao forame apical em incrementos de 0,1 mm. Também possui um indicador sonoro. O visor tem um gráfico de barras "indicador da condição do canal" que reflecte a humidade/secura do canal e permite ao utilizador melhorar as condições do canal para o comprimento de trabalho eletrónico determinação. McDonald et al. relataram um estudo in vitro do Apex Finder A.F. O dispositivo foi capaz de localizar o CDJ ou um ponto 0,5 mm coronal a ele **com 95% de precisão.**[2]

O **Endo Analyzer 8005** combina esta localização eletrónica do ápice e o teste da polpa numa única unidade.

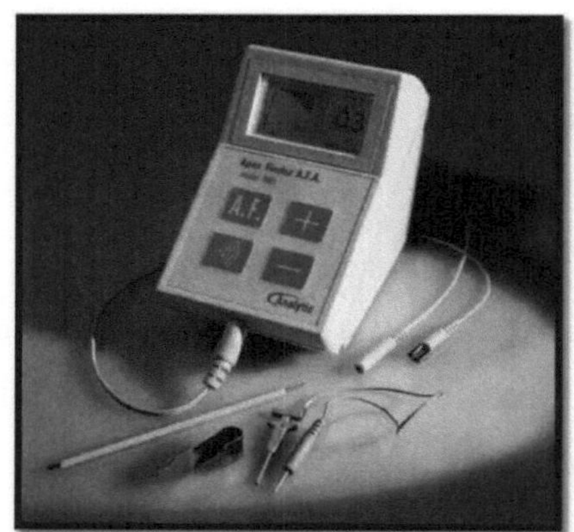

**<u>FIGURA 30</u>: O LOCALIZADOR APICAL A.F.A. (ALL FLUIDS ALLOWED) DE TERCEIRA GERAÇÃO. FUNCIONA MELHOR COM UM ELECTRÓLITO PRESENTE E APRESENTA, NUM PAINEL LCD, A DISTÂNCIA DA PONTA DA LIMA AO ÁPICE EM INCREMENTOS DE 0,1 MM.**

**O SybronEndo Mini Apex Locator** (SybronEndo, Sybron Dental, Glendora, CA, EUA) baseia-se na multifrequência e também se afirma ser exato na presença de várias condições intracanais. Utiliza um sofisticado sistema de medição multifrequência para calcular a distância entre a ponta da lima e o forame, medindo as alterações na impedância entre dois eléctrodos. De acordo com o fabricante, um sinal totalmente digital e um cabo 80% mais curto do que outros EALs contribuem para uma maior integridade do sinal, uma operação fácil e medições consistentemente fiáveis. O fabricante não especifica quaisquer outras caraterísticas técnicas[48].

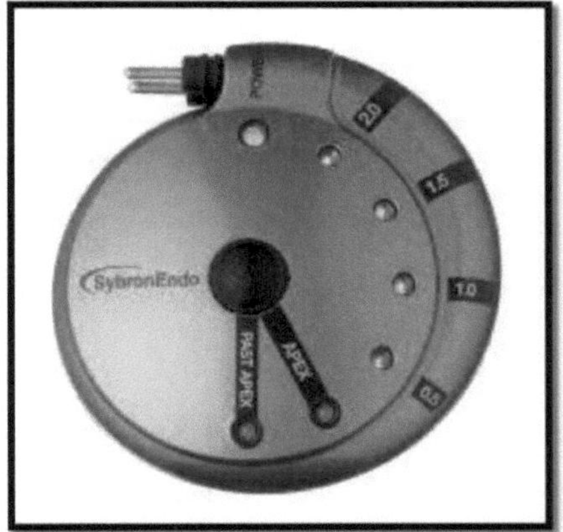


FIGURA 31: SYBRON ENDO MINI

**O ProPex©** (Dentsply Maillefer©, Ballaigues, Suíça) é um localizador apical baseado em múltiplas frequências que se baseia nos mesmos princípios de outros dispositivos modernos que utilizam múltiplas frequências para determinar o comprimento do canal radicular. Uma caraterística importante do ProPex© é o facto de o cálculo se basear na energia do sinal, enquanto os outros localizadores apicais utilizam normalmente a amplitude do sinal. O fabricante afirma que a medição da energia é mais precisa. O fabricante não especifica quaisquer outras caraterísticas técnicas e apenas existem alguns estudos na literatura atual sobre a precisão ex vivo ou in vivo deste EAL.[33] Detecta o terminal do canal determinando uma alteração súbita na caraterística dominante (capacitiva ou resistiva) da impedância. Afirma-se que não é afetado pelo estado seco ou húmido dos canais[72].

## LOCALIZADORES APICAIS DE QUARTA GERAÇÃO

Os EALs de quarta geração dividem a impedância nos seus componentes primários (resistência e capacitância) e medem-nos independentemente durante a utilização. Isto elimina a leitura errónea porque diferentes combinações destas propriedades fornecem a mesma leitura de impedância. Isto evita que os EALs sejam "saltitantes" e erráticos. São ainda utilizadas frequências múltiplas para compensar as condições do canal.

## Bingo 1020/Ray-Pex 4

O **Bingo 1020** (Forum Engineering Technologies, Rishon Lezion, Israel) afirma ser um dispositivo de quarta geração e a unidade utiliza duas frequências separadas de 400 Hz e 8 kHz, semelhante às actuais unidades de terceira geração. Os fabricantes alegam que a combinação da utilização de apenas uma frequência de cada vez e o facto de basear as medições nos valores da raiz quadrada média dos sinais aumenta a precisão da medição e a fiabilidade do dispositivo (Apex Locator Bingo - "1020" 1999).[32]

Um estudo in vitro do Bingo 1020 considerou-o tão fiável como o Root ZX e também de fácil utilização (Kaufman et al. 2002). Tinaz et al. (2002) concluíram que o Bingo1020 era tão exato como o Root ZX num estudo in vitro e mais fácil de utilizar por um principiante em canais pré-fabricados. Esta unidade foi posteriormente comercializada pela Dentsply como **Ray-Pex 4**.[32]

## UNIDADE DE DIAGNÓSTICO DE ELEMENTOS E LOCALIZADOR APICAL

Uma nova unidade no mercado em 2003 é a Elements Diagnostic Unit and Apex Locator (SybronEndo, Anaheim, CA, EUA). O dispositivo não processa as informações de impedância como um algoritmo matemático, mas, em vez disso, pega nas medições da resistência e da capacitância e compara-as com uma base de dados para determinar a distância até ao ápice do canal radicular (Lively 2003, comunicação pessoal).

Utiliza uma forma de onda composta de dois sinais, 0,5 e 4 kHz, em comparação com o Root ZX com 8 e 0,4 kHz. Os sinais passam por um conversor digital-analógico para serem convertidos num sinal analógico, que depois passa por uma amplificação e depois para o modelo de circuito do paciente, que se assume como uma resistência e um condensador em paralelo. As formas de onda do sinal de retorno são depois introduzidas num circuito de redução do ruído. O fabricante afirma que isto permite um menor erro de amostragem por medição e leituras mais consistentes.[32]

**Uma desvantagem significativa dos dispositivos de quarta geração é o facto de necessitarem de funcionar em canais relativamente secos ou parcialmente secos. Nalguns casos, isto requer uma**

**secagem adicional e, com exsudado intenso ou sangue, o método torna-se inaplicável.**

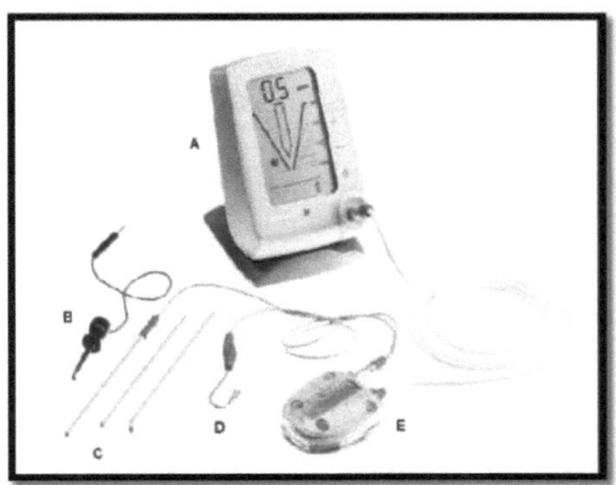


**FIGURA 32: UNIDADE DE DIAGNÓSTICO SYBRON ELEMENTS**

**O Apex ID** (Sybron Endo) é um localizador apical digital compacto que utiliza tecnologia de relação de impedância de quarta geração e processamento de sinal avançado para uma gestão precisa do comprimento dos canais radiculares. A calibração automática reduz a sensibilidade às alterações de temperatura, humidade e fluidos de irrigação. Um ecrã brilhante, gráficos intuitivos e sinais sonoros claros permitem uma medição precisa e uma melhor experiência.

O localizador apical **iPex** (NSK Nakanishi Inc., Kanuma-City, Japão), recentemente introduzido, é um localizador apical multifrequencial, que se afirma ser um localizador apical de quarta geração.[73]

O **RomiAPEX D-30** é uma evolução do Bingo 1020 (Forum Engineering Technologies) e foi introduzido em 2005. A sua capacidade de medir através de uma combinação de uma única frequência em cada momento e de uma combinação de medições de médias de valores de sinal aumenta a precisão da medição e a sua capacidade. Utiliza uma onda que compara 2 sinais entre 0,4 e 8 kHz.[74]

## LOCALIZADORES APEX DE QUINTA GERAÇÃO

**A quinta geração de EAL** é do tipo de dupla frequência e funciona em qualquer condição do canal radicular (seco, húmido, sangramento). Esta geração inclui o **EMF-100 e o ROOT-PI(III).** Estes aparelhos têm um design compacto, estável e ergonómico para um manuseamento fácil. O desempenho mais estável e o funcionamento mais cómodo tornaram os localizadores apicais ROOT-

PI(III) populares entre os dentistas. (Ecrã LCD colorido). É possível ajustar a posição do canal radicular selecionado.

É fornecido com o indicador de carga da bateria e funções de desligamento automático.

Estes aparelhos estão equipados com um circuito de auto-verificação para garantir a precisão , ajustando previamente os dados do programa.

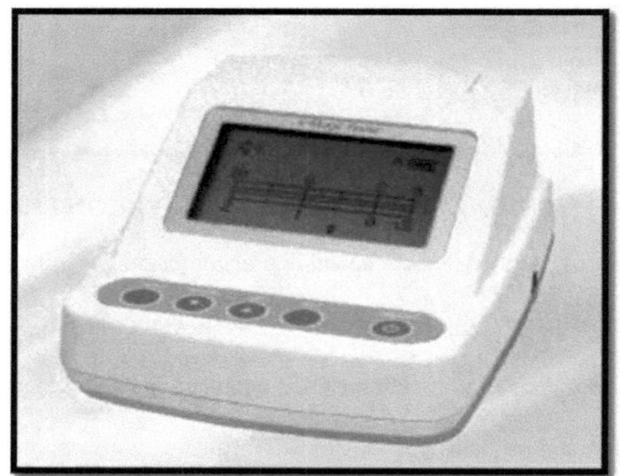

**<u>FIGURA 33</u>: EMF -100**

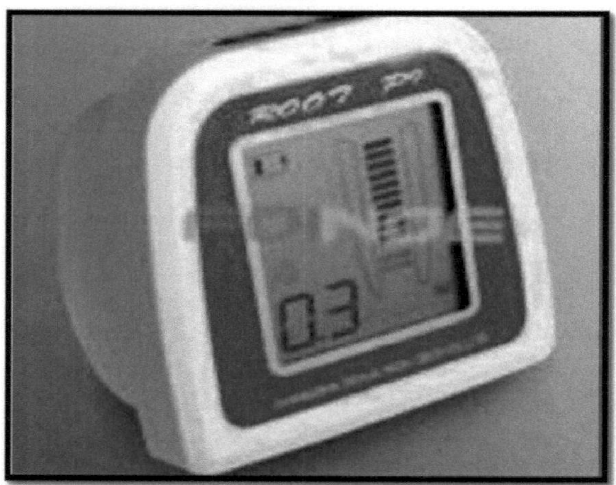


**<u>FIGURA 34</u>: RAIZ -PI(III)**

O **Neosono-copilot** [71] (da SATALEC) é uma combinação de um localizador eletrónico de ápices e de um testador de polpa e é a mais recente inovação na localização de ápices. Esta nova geração de localizador apical pode medir com precisão o comprimento do espaço pulpar, mesmo na presença de fluidos condutores. O dispositivo fornece ao operador uma leitura digital, uma ilustração gráfica e um sinal sonoro. O aparelho de teste da polpa incorporado pode ser utilizado para aceder à vitalidade do dente e determinar uma anestesia adequada e eficaz. Pode ser utilizado em doentes com pacemakers cardíacos.

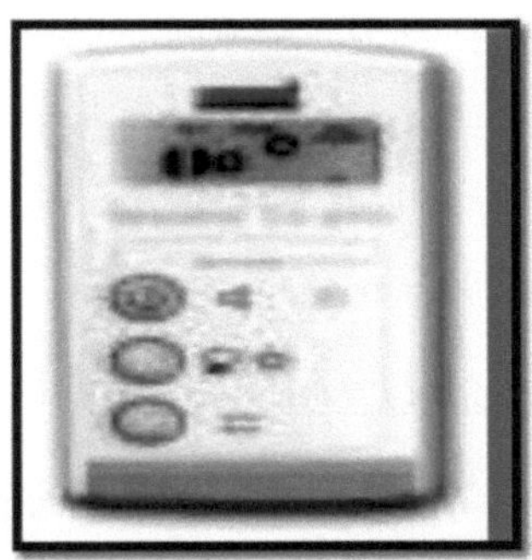

**FIGURA 35: EAL DE QUINTA GERAÇÃO**

Com a melhor precisão em qualquer condição do canal radicular (seco, a sangrar, húmido, salino, EDTA, NaOCl ou clorexidina, etc.), **o i-ROOT** (Meta Biomed) é o localizador apical de quinta geração do tipo de dupla frequência. Pode medir exatamente a constrição apical sem erros de medição e foi desenvolvido e atualizado com base na tecnologia do localizador apical e-Magic Finder (Série EMF-100).

**O Raypex 5** é também um localizador apical de 5ª geração, fabricado pela VDW Germany Company e provou ser um auxiliar fiável e preciso no tratamento endodôntico.

A medição baseia-se nos valores médios da raiz quadrada dos sinais eléctricos e os resultados são apresentados num visor com uma escala de metros diferente.[76]

Apresenta cinco vantagens básicas, tais como:

**Fiabilidade, exatidão, facilidade de utilização, facilidade de utilização pelo doente e segurança.**

**O RomiApex A-15** (Romidan Ltd, Kiryat Ono, Israel) é um novo dispositivo baseado na comparação dos níveis médios da raiz quadrada de dois sinais a 8 e 0,5 kHz, semelhante ao Raypex 5. De acordo com o fabricante, os níveis médios da raiz quadrada representam a energia do sinal medido, que é mais resistente ao ruído eletromagnético do que a amplitude do sinal, frequentemente aplicada noutros EALs. A posição da ponta da lima em relação ao CA é calculada através de valores de referência armazenados na memória do aparelho.[76]

**O Propex II** (Dentsply Maillefer, Tulsa, OK, EUA) é um localizador apical de quinta geração baseado em multi-frequências que utiliza múltiplas frequências para determinar o comprimento do canal radicular. Em vez de utilizar a amplitude do sinal, como acontece com todos os EALs, mede a energia do sinal com frequências de sinais múltiplos.[77]

## LOCALIZADORES APEX DE SEXTA GERAÇÃO

Os estudos diretos e justapostos prolongados permitiram criar um algoritmo estável para adaptar o método de medição do comprimento de trabalho do canal radicular em função das caraterísticas de humidade do canal. O método foi implementado no localizador apical da chamada **sexta geração - o tipo adaptativo**[74].

A medição com o localizador apical adaptativo tornou possível eliminar a necessidade de secagem do canal, bem como alcançar um elevado grau de precisão de medição na presença de sangue, líquido importado / hipoclorito de sódio /, ou durante a manipulação de canais secos.

Graças à tecnologia moderna, o localizador apical adaptativo de sexta geração é um dispositivo agradável e de pequenas dimensões, não maior do que a palma da mão de um dentista.

O modo de medição permite a visualização de informações gráficas em ecrãs multimédia a cores. A pedido do médico, o localizador apical adaptativo pode obter informações áudio, quer através dos sinais sonoros familiares típicos dos localizadores apicais de quinta geração, quer através de mensagens de voz sensíveis.

Na fase de penetração dos canais radiculares através de um dispositivo endodôntico, obtém-se informação sobre o início da medição ao tocar nas estruturas dentinárias mais externas e internas. No

RC, antes da zona apical (sector II), o dispositivo fornece a informação de que estamos em contacto com a dentina.

Antes de atingir a zona apical (sector II), e após um sinal sonoro, o ecrã apresenta as zonas atingidas pela ponta do instrumento.

O dispositivo emite informações sonoras ou de voz que repetem os dados no ecrã:

1. **"dois"** - se a ponta estiver na zona II antes do estreitamento fisiológico &

2. **"um"** - se a ponta estiver na zona I antes do estreitamento fisiológico.

A continuação do movimento do instrumento endodôntico produz um sinal sonoro de frequências crescentes, indicando que o aparelho espera que a ponta do instrumento penetre na zona de remo ção fisiológica. O símbolo de um canal húmido é apresentado, o que indica que o aparelho mediu a humidade no canal e está devidamente adaptado à medição dentro do líquido.

O aparecimento da mensagem "apex" significa que a ponta do instrumento se encontra entre o estreitamento fisiológico e o forame anatómico. A mensagem "over" significa que a ponta passou pelo forame anatómico.

Em apenas um milésimo de segundo, durante a penetração da ponta do instrumento do canal, é efectuada uma medição precisa, uma análise matemática e a determinação da humidade do canal. Dependendo da humidade constantemente medida, e de forma totalmente autónoma, o aparelho adapta o método de medição para um canal seco ou húmido.

A oportunidade de definir o processo de penetração ao longo de todo o canal dentário predeterminou as distinções significativas entre os dispositivos das gerações anteriores e os localizadores apicais da classe adaptativa.[78]

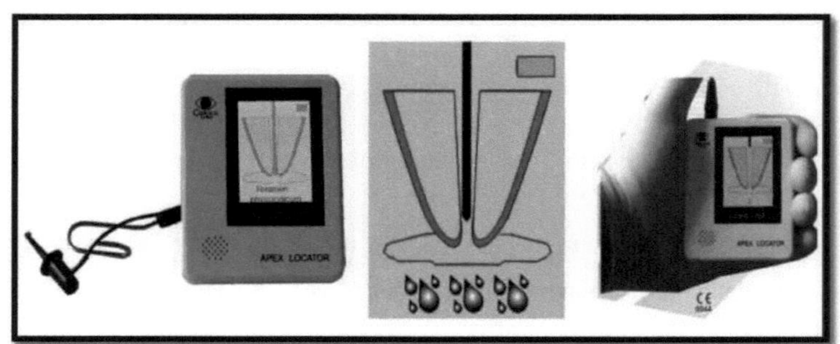

**FIGURA 36: LOCALIZADOR APICAL ELECTRÓNICO DE SEXTA GERAÇÃO**

III. De acordo com ***NEKOOFAR ET AL.***[32], os EALs não avaliam exatamente a posição do ápice da raiz e o nome "localizador eletrónico do ápice" não é apropriado. O nome genérico "Electronic apical foramen locator" ou "Electronic root canal length measurement device" (ERCLMD) seria mais apropriado.

A classificação e descrição dos dispositivos por "Geração" não é útil para os clínicos e é mais adequada para questões de marketing. Essencialmente, não é possível classificar todos os vários produtos no mercado; em vez disso, apenas aqueles cujos princípios fundamentais de funcionamento foram divulgados pelo fabricante podem ser categorizados.

Claramente, com a informação limitada fornecida pelos fabricantes, a classificação dos dispositivos electrónicos utilizados para medir o comprimento do canal é uma questão de controvérsia e ignorância (Nekoofar 2005).

Table 1 Categorization of electronic root canal length measurement devices

| Type | Name | Manufacturer |
|---|---|---|
| Resistance-based ERCLMDs | Endodontic Meter® | Parkell Inc., New York, NY, USA |
| | Endometer® | |
| | Faramatron 4® | |
| | Apex Finder® | |
| Low frequency oscillation | Sono-Explorer® | Hayashi Dental Supply, Tokyo, Japan |
| | Sono-Explorer Mark II® | |
| High frequency devices (capacitance-based devices) | Endocater® | Hygenic Corp., Akron, OH, USA |
| Capacitance and resistance look-up table | Elements® Diagnostic unit | SybronEndo, Orange, CA, USA |
| Voltage gradient (difference in impedance with three nodes) | No commercial model available | |
| Two frequencies, impedance difference | Apit® | Osada, Tokyo, Japan |
| | Apex pointer® | MicroMega, Besançon, France |
| | Root ZX® | J. Morita Co., Kyoto, Japan |
| Impedance ratio (Quotient) | Justy II | Parkell Inc., New York, NY, USA |
| | Endy 5000 | Parkell Inc., New York, NY, USA |
| Multifrequency | Endo Analyzer® (8005) | SybronEndo, Orange, CA, USA |
| | AFA Apex Finder® (7005) | SybronEndo, Orange, CA, USA |
| Unknown | Foramatron® D10 | |

## DISPOSITIVOS ELECTRÓNICOS DE MEDIÇÃO DO COMPRIMENTO DO CANAL RADICULAR

O pressuposto fundamental dos ERCLMDs é que os tecidos humanos têm determinadas caraterísticas que podem ser modeladas através de uma combinação de componentes eléctricos. Por conseguinte, ao medir as propriedades eléctricas (por exemplo, resistência, impedância) desse circuito elétrico equivalente, podem ser extraídas algumas propriedades clínicas (como a posição de uma lima). Custer (1918) introduziu uma nova abordagem eléctrica para a localização da terminação do canal, que dependia do facto de a condutividade eléctrica dos tecidos que rodeiam o ápice da raiz ser superior à condutividade no interior do sistema de canais radiculares, coronal à terminação do canal. Custer (1918) observou que esta diferença nos valores de condutividade podia ser detectada mais facilmente se o canal estivesse seco ou preenchido com um líquido não condutor, como o álcool. Por outras palavras, ele descobriu que a resistência eléctrica, o valor inverso da condutividade, perto do "forame" era muito menor do que na região coronal do canal radicular. Assim, Custer (1918) localizou a posição do "forame" aplicando uma tensão entre o "alvéolo oposto ao ápice da raiz" e a "broca no interior da polpa" e medindo o valor da corrente eléctrica (com um "miliamperímetro").

Na sua experiência pioneira, utilizando a tecnologia da época, o circuito elétrico de Custer tinha três "pilhas secas": um "miliamperímetro", um elétrodo negativo e um positivo. Quando o circuito estava ligado, era aplicada uma pequena tensão positiva à "brocha" fina e isolada, que era introduzida na "polpa" e penetrava lentamente no seu interior. Quando a "brocha" se aproximou do "forame", devido a um aumento significativo da condutividade eléctrica, a corrente eléctrica aumentou e, consequentemente, observou-se um "certo movimento no dedo indicador" do amperímetro.

Custer (1918) concluiu que este movimento, que era proporcional à corrente eléctrica e, portanto, à condutividade eléctrica, seria um guia fiável para a posição da broca em relação ao "forame apical". Posteriormente, Suzuki (1942), no seu estudo experimental sobre iontoforese em dentes de cão, indicou que a resistência eléctrica entre um instrumento de canal radicular inserido num canal e um elétrodo aplicado na mucosa oral registava valores consistentes. Com base nas descobertas de Suzuki, Sunada (1962) relatou que um valor específico da resistência determinaria a posição do terminal do canal radicular. Determinou que, quando a ponta de um instrumento endodôntico atingia a membrana periodontal através do "forame apical", a resistência eléctrica entre o instrumento e a membrana mucosa oral era aproximadamente igual a 6,5 kX. Afirmou também que, se o alargador perfurasse a parede do canal ou o pavimento da câmara pulpar e atingisse a membrana periodontal, a resistência eléctrica entre a membrana mucosa e a membrana periodontal perfurada era quase igual à resistência apresentada no ápice. Na sua primeira experiência in vivo, Sunada (1962) utilizou um microamperímetro simples para medir o comprimento de 71 canais. O microamperímetro tinha dois eléctrodos, um ligado à mucosa oral e o outro a um instrumento endodôntico colocado no canal radicular; a resistência era medida quando a ponta do instrumento endodôntico se encontrava no ápice (o comprimento dos dentes já era conhecido "por meio de um fio de medição e de uma radiografia"); a resistência da membrana periodontal era calculada dividindo a tensão pelo valor da corrente que o aparelho media. Por outras palavras, a dentina, o esmalte e o cemento são isolantes eléctricos, os tecidos moles, incluindo o ligamento periodontal, são condutores. O dispositivo estabeleceu um circuito na boca que teve origem no dispositivo, passou por uma lima endodôntica através da sonda anexada e estendeu-se pelo canal para fora do forame e para o ligamento periodontal. O circuito continuava através da mucosa do paciente e, por fim, completava o ciclo, passando para o clipe labial que estava ligado ao dispositivo através de um fio de retorno. Sunada (1962) também relatou que a idade do paciente, o tipo ou a forma dos dentes e o diâmetro do canal não tiveram influência nos resultados. O valor médio da resistência do circuito entre a terminação do canal e o clip labial foi de 6,5 kX.

## ERCLMDS BASEADOS NA RESISTÊNCIA

Os ERCLMDs baseados na resistência baseavam-se no pressuposto de que o circuito entre a lima endodôntica e o clip labial podia ser modelado por um circuito resistivo simples. Por conseguinte, foi aplicada uma pequena corrente contínua a esse circuito e a tensão foi medida. Dividindo o valor da tensão pelo valor da corrente, foi calculado o valor da resistência do circuito.

Desde então, têm sido comercializados muitos aparelhos electrónicos de medição do comprimento dos canais radiculares que utilizam os mesmos princípios. As diferenças entre eles residem basicamente na conceção dos circuitos eléctricos e no modo de visualização. No entanto, todos eles podem ser classificados como **ERCLMDs "baseados em resistência"**.

Embora muitos dos ERCLMDs baseados na resistência tenham demonstrado ser precisos em condições secas no interior do canal, foi relatado que nem sempre eram precisos quando estavam presentes electrólitos fortes, hemorragia excessiva, pus ou tecido pulpar (Suchde & Talim 1977, Nekoofar et al. 2002, Pommer et al. 2002, Tinaz et al. 2002).

Assim que a ponta da lima toca a solução electrocondutora (eletrólito), nestas situações, a voltagem DC polariza os tecidos e varia a sua resistividade (Foster & Schwan 1989), completando assim o circuito elétrico; o aparelho indica incorretamente que o forame apical menor foi rea cionado (Suchde & Talim 1977).

Outra desvantagem da corrente contínua é que o doente pode sentir um choque elétrico (Kim & Lee 2004).

Para eliminar as desvantagens da corrente contínua, Suchde & Talim (1977) propuseram a utilização de corrente alternada para medir a resistência. No entanto, continuaram a utilizar um ohmímetro eletrónico simples, um "circuito em ponte", para ultrapassar as desvantagens do método da resistência simples.

As vantagens da corrente alternada são o facto de causar menos danos ao tecido e melhorar a funcionalidade em condições "húmidas", uma vez que a resistividade dos electrólitos apresenta uma melhor estabilidade (Suchde & Talim 1977, Foster & Schwan 1989).

No entanto, a vantagem é que a componente capacitiva do canal, que é variável com muitos parâmetros, terá um efeito adicional no circuito. Por conseguinte, em condições de humidade, quando a componente capacitiva é mais dominante, estes dispositivos sofrem de uma falta de precisão (O'Neill 1974, Suchde & Talim 1977, Meredith & Gulabivala 1997).

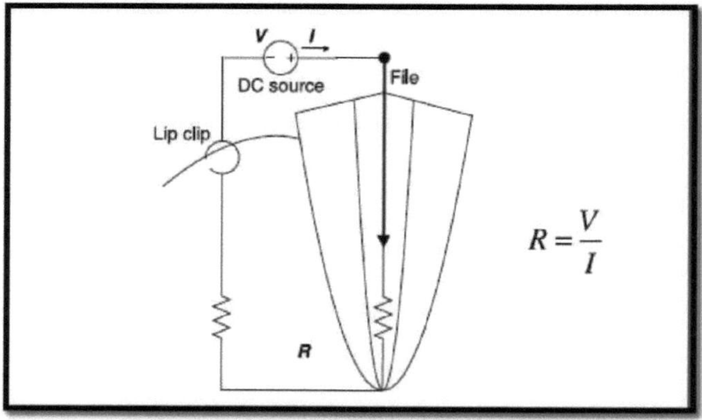


**<u>FIGURA 37</u>: UM MODELO RESISTIVO SIMPLES DO VÉRTICE, UTILIZADO NOS MODELOS DE ERCLMD BASEADOS NA RESISTÊNCIA**

**<u>OSCILAÇÃO DE BAIXA FREQUÊNCIA ERCLMDS</u>**

As estruturas do instrumento endodôntico, do canal e dos tecidos têm caraterísticas capacitivas e resistivas. Por conseguinte, a modelação do circuito com uma simples caraterística resistiva não é suficiente (Inoue 1973, McDonald & Hovland 1990, Meredith & Gulabivala 1997). Infelizmente, estas caraterísticas capacitivas são variáveis e podem mudar com a forma do canal e outros parâmetros físicos, como a constante dieléctrica dos líquidos no interior do canal.

Com base neste ponto de vista, Inoue (1972, 1973) desenvolveu um ERCLMD diferente que funcionava através do princípio da resistência eléctrica, mas que foi modificado pela adição de um "tom marcador" audível.

O princípio da medição do comprimento do canal radicular por este dispositivo baseia-se no pressuposto de que a oscilação de baixa frequência, produzida pela resistência e capacidade entre a mucosa oral e o sulco gengival, é a mesma que a frequência entre o ligamento periodontal (no terminal do canal) e a mucosa oral (Inoue & Skin ner 1985).

Quando a lima atinge o terminal do canal, os tons oscilantes produzidos pelo sulco gengival e pelo terminal do canal são coincidentes. Como a impedância entre os dois eléctrodos está incluída no circuito de feedback do circuito oscilador, influencia o valor da frequência oscilada. Por conseguinte, a frequência da corrente medida altera-se à medida que a carga varia.

Por outras palavras, a impedância do canal radicular depende de muitos parâmetros e não é a mesma em diferentes canais. No entanto, pode assumir-se que a impedância entre a mucosa oral e a profundidade do sulco gengival é muito semelhante à impedância entre o terminal do canal e a mucosa oral. Com base neste pressuposto, o aparelho de Inoue, o **SonoExplorer** (Hayashi Dental Supply, Tóquio, Japão), mede estas duas impedâncias e identifica o terminal do canal quando as leituras se aproximam uma da outra. A frequência desta impedância é direcionada para um altifalante que desenvolve um tom auditivo gerado por meio de uma oscilação de baixa frequência.

A desvantagem mais importante deste dispositivo era a necessidade de calibração individual. O aparelho tinha de ser calibrado no sulco periodontal de cada dente. A técnica envolvia a inserção de uma lima com uma bainha de plástico de silicone no sulco gengival do dente a ser medido e o som produzido foi denominado "som do sulco gengival".

Em seguida, a lima endodôntica convencional foi introduzida no canal radicular e quando o som produzido por esta lima se tornou "idêntico" ao "som do sulco gengival", o batente de borracha foi alinhado com o ponto de referência e a medição foi efectuada.

## DISPOSITIVOS DE ALTA FREQUÊNCIA (DISPOSITIVOS BASEADOS NA CAPACITÂNCIA) ERCLMDS

O **Endocater** (Hygenic Corp., Akron, OH, USA) foi desenvolvido em 1979 por Hasegawa (Fouad & Krell 1989, Fouad et al. 1990, Pallares & Faus 1994) que utilizou um circuito de referência de alta frequência (400 kHz) (McDonald & Hovland 1990). Para diminuir ainda mais a influência das caraterísticas capacitivas variáveis nas medições, foram também utilizadas limas isoladas (Keller et al. 1991). O valor de um condensador é diretamente proporcional à área das suas placas. Neste caso, o isolante cobre a maior parte da superfície da lima para diminuir o seu valor de capacitância. Infelizmente, a lima revestida não pode ser usada em canais estreitos, porque o revestimento é facilmente desgastado, perturbando a medição (Keller et al. 1991). Além disso, Himel & Schott (1993) mostraram que a qualidade da vedação fornecida contra a condutividade eléctrica diminuiu após a autoclavagem.

## CAPACITÂNCIA E RESISTÊNCIA ERCLMDS

Em 2003, foi introduzida a **unidade de diagnóstico Elements TM (**SybronEndo, Anaheim, CA, EUA). Esta unidade mede separadamente a capacitância e a resistência do circuito (Gordon & Chandler 2004, Vera & Gutierrez 2004).

O dispositivo explora um sinal composto com duas frequências para medir a resistência e a capacitância do sistema e depois compara os valores medidos com a sua tabela de consulta para diagnosticar a posição do ficheiro. [Foram desenvolvidas tabelas de pesquisa experimentais que incluíam as estatísticas dos valores em diferentes posições (Serota et al. 2004)].

Como resultado dos modernos circuitos electrónicos digitais, o fabricante afirma que este dispositivo tem leituras mais consistentes do que os seus antecessores (Serota et al. 2004). No entanto, o princípio fundamental de todos os ERCLMDs é o mesmo, ou seja, assume-se um modelo elétrico e medem-se as caraterísticas desse modelo para diagnosticar as propriedades clínicas.

Com base em observações clínicas, V era & Gutierrez (2004) relataram que, ao utilizar a Unidade de Diagnóstico Elements TM, a lima deve ser retirada até à marca de 0,5 mm em vez da marca de 0,0 mm para obter a identificação exacta da constrição apical que, segundo eles, deveria estar a 0,5 mm do forame externo (principal). Assim, levar a lima até à marca 0,0 no visor e depois retirá-la 0,5 mm parece ser a forma mais exacta de utilizar este dispositivo. Numa tentativa de obter melhores resultados, Vera & Gutierrez (2004) também recomendaram que a cavidade de acesso fosse seca antes de introduzir a lima no canal.

## GRADIENTE DE TENSÃO ERCLMDS

## (DIFERENÇA DE IMPEDÂNCIA COM TRÊS NÓS)

Foram realizados vários estudos para determinar uma resistência eléctrica ou impedância constante, a fim de diagnosticar a posição do terminal do canal, por exemplo, Sunada (1962) que determinou R = 6,5 kΩ.

No entanto, Meredith & Gulabivala (1997) referiram que não existe uma impedância de referência constante nem uma resistência constante para todos os canais radiculares. A razão pela qual, por exemplo, os dispositivos baseados na resistência funcionam num número razoável de casos é que existe uma diferença substancial entre o valor da resistência (ou da impedância) na junção pulpar e periodontal em comparação com as posições intracanais. De facto, esta é a propriedade que Custer (1918) descreveu há muitos anos.

Baseado nesse fato, Ushiyama (1983) propôs um método para medir a variação da impedância quando uma lima era inserida no canal radicular. Utilizando eléctrodos bipolares e aplicando uma corrente alternada de 400 Hz, este dispositivo monitorizou as variações do valor da impedância. Ushiyama (1983) concluiu que uma variação acentuada no valor determinava a posição da lima na constrição apical, a porção mais estreita do sistema de canais radiculares. Ushiyama (1983) também referiu que, na presença de electrólitos fortes, o **"método do gradiente de tensão"** podia detetar com precisão a constrição apical. No entanto, a utilização de um elétrodo bipolar especial é uma das principais desvantagens deste dispositivo, uma vez que o elétrodo não cabe em canais estreitos

## DUAS FREQUÊNCIAS, DIFERENÇA DE IMPEDÂNCIA ERCLMDS

Yamaoka (1984 - citado em Saito & Yamashita 1990) desenvolveu um dispositivo de medição em que eram utilizadas duas frequências na medição. Este dispositivo mede o valor da impedância a duas frequências diferentes ($f_H$ e $f_L$) e calcula a diferença entre os dois valores:

$$\mathbf{Diff = Z(f_H) - Z(f_L)}$$

Quando a lima se aproxima da terminação do canal, o valor da capacitância aumenta acentuadamente, provavelmente devido à alteração da morfologia da porção apical da raiz. Por outro lado, a frequência $f_H$ utilizada neste dispositivo é cinco vezes superior ao valor de $f_L$. Por conseguinte, a alteração em $Z(f_L)$ será cinco vezes maior do que $Z(f_H)$, ou seja, a diferença entre duas impedâncias $Z(f_L)$ e $Z(f_H)$ aumenta rapidamente no 'forame apical'. Este método foi utilizado no **dispositivo Apit** (Osada, Tóquio, Japão).

Segundo Saito & Yamashita (1990), os electrólitos, como o soro fisiológico, NaOCl a 5%, EDTA a 14% e H2O2 a 3%, não interferiram na deteção do terminal apical, independentemente do tamanho da lima endodôntica ou do tamanho do "forame apical".

Frank & Torabinejad (1993) também confirmaram que a localização do terminal do canal pode ser detectada em condições húmidas, mas devido ao circuito elétrico aberto, o Apit não pode detetar com precisão o terminal do canal num canal seco. No entanto, este fenómeno pode ser útil para verificar a secura do sistema de canais radiculares antes da obturação do canal (Dahlin 1979).

## DUAS FREQUÊNCIAS, RELAÇÃO DE IMPEDÂNCIA (QUOCIENTE)

No rácio de impedância -based ERCLMDs the AC source is again a two-frequency source, i.e. it comprises two sine waves with a high and a low frequency ($f_H$ and $f_L$ respectively). A impedância do modelo é medida em cada frequência e a posição do ficheiro é determinada a partir do rácio entre estas duas impedâncias:

$$\textbf{Rácio} = Z(f_H)/\ Z(f_L)$$

O quociente das duas impedâncias é quase 1 quando a ponta da lima se encontra a alguma distância da terminação do canal. Quando a lima não se encontra no forame apical menor, a distância entre as duas placas do modelo de capacitância é elevada. Portanto, a magnitude da capacitância é insignificante. Assim, o rácio será um rácio de dois valores de resistência equivalente que tende para 1.

Em posições próximas do terminal do canal, no entanto, a caraterística capacitiva da impedância começa a aparecer. Em altas frequências (fH), o valor total da impedância será muito menor do que em baixas frequências (fL). Isto significa que, na constrição apical, o rácio tende para um valor pequeno (Kobayashi & Suda 1994), no entanto, este fenómeno está relacionado com a morfologia da constrição.

A falta de uma constrição devido a ápices abertos (Hu'lsmann & Pieper 1989, Goldberg et al. 2002) ou um canal impenetrável (Rivera & Seraji 1993, Ibarrola et al. 1999) foram relatados como um impedimento para determinar a posição do terminal do canal (Oishi et al. 2002).

A relação é independente do líquido eletrolítico no interior do canal. Isto porque uma alteração no material do eletrólito, que é uma alteração na constante dieléctrica, influenciará igualmente o numerador e o denominador do rácio, pelo que o rácio final permanecerá constante. *Este conceito está na base do desenvolvimento do **Root ZX*** (J. Morita Co., Quioto, Japão), o primeiro ERCLMD comercial baseado no rácio (Kobayashi 1995).

Este princípio fundamental de funcionamento poderia explicar o facto de não haver diferença estatisticamente significativa entre a sua capacidade de determinar a constrição apical em raízes - com polpas vitais versus aquelas com polpas necróticas (Dunlap et al. 1998) e/ou vários irrigantes (Jenkins et al. 2001). Dunlap et al. (1998) relataram que não houve diferença estatística entre a capacidade do Root ZX de determinar a constrição apical em canais vitais versus canais necróticos.

No geral, o Root ZX teve uma precisão de 82,3% até 0,5 mm da constrição apical. Além disso, isto também poderia explicar porque é que este dispositivo não foi afetado negativamente pela presença de hipoclorito de sódio no sistema de canais radiculares (Kobayashi 1995, Meares & Steiman 2002).

Ounsi & Naaman (1999), em um estudo ex vivo, relataram que o Root ZX não era capaz de detetar a constrição apical, devendo ser utilizado apenas para detetar o forame maior. Hoer & Attin (2004) também demonstraram que a utilização de dispositivos electrónicos de relação de impedância não resultava numa determinação precisa da constrição apical, mas que, em condições clínicas, só era possível determinar a região entre o forame apical menor e o forame apical maior.

## ERCLMDS MULTIFREQUÊNCIA

Têm sido envidados esforços para aumentar ainda mais a exatidão dos ERCLMD.

Um conceito era medir as caraterísticas de impedância utilizando mais de duas frequências.

No **Endo Analyzer 8005** (Analytic Endodontics, Sybron Dental, Orange, CA, EUA) e no **AFA Apex Finder 7005** (Analytic Endodontics) foram utilizadas cinco frequências diferentes e o dispositivo mede ambos os componentes (fase e amplitude) da impedância em cada frequência. Estes valores são depois analisados num procedimento para determinar a localização do diâmetro menor (constrição) (Welk et al. 2003).

O princípio subjacente a este dispositivo é, no entanto, semelhante ao dos ERCLMDs baseados na relação de impedância. Ele protege o terminal do canal determinando uma mudança súbita na caraterística dominante (capacitiva ou resistiva) da impedância.

Welk et al. (2003) compararam a precisão de um ERCLMD baseado na relação de impedância (Root ZX) e do Endo Analyzer e concluíram que a distância média entre o terminal do canal localizado eletronicamente e o diâmetro menor foi de 1,03 mm para o Endo Analyzer e de 0,19 mm para o Root ZX; a capacidade dos dispositivos para localizar a constrição apical foi de 34,4 e 90,7% dos casos, respetivamente.

Pommer et al. (2002) avaliaram o efeito da vitalidade da polpa na exatidão do AFA Apex Finder 7005 e referiram que a diferença entre as medições em canais com polpas vitais ou necróticas era significativamente diferente e concluíram que o AFA Apex Finder era mais exato em casos vitais[32].

## PRECISÃO DOS LOCALIZADORES ELECTRÓNICOS DE ÁPICES

## LEITURAS INCORRECTAS

### Se não houver leitura

1. O circuito pode não estar completo devido a uma ligação solta ou a uma fixação incorrecta da lima pelo suporte da lima ou pelo clipe. O gancho labial pode não estar a tocar corretamente na mucosa.

2. As pilhas podem estar muito fracas ou descarregadas.

3. Um canal completamente bloqueado que impede a corrente de sair do forame.

4. Os detritos bloqueiam totalmente o forame do canal, pelo que o circuito não se completa.

5. O canal está "demasiado seco", pelo que não há condutividade. Certifique-se de que o canal está húmido e que a câmara pulpar está limpa e seca.

6. Um dente anquilosado onde não existe periodonto.

7. O suporte do clip para limas é normalmente feito de liga semelhante ao latão para uma melhor condutividade.

No entanto, é corroído em contacto com irrigantes como NaOCl, $H_2O_2$ e EDTA, deixando depósitos verdes ou castanhos ou um revestimento. Isto interfere com a sua condutividade. Limpe os clipes de lima regularmente.

8. Se o gancho labial entrar em contacto com restaurações metálicas no lado oposto, como amálgama de prata, coroa metálica, apenas ou ponte, a leitura é atrasada. Por isso, evite qualquer contacto de metal com o gancho labial no lado oposto.

**Se a leitura for prematura/antecipada:**

1. Este problema ocorre particularmente quando a lima entra em contacto com "metal". Isto pode acontecer em preparações de cavidades de acesso efectuadas através de obturação de amálgama de prata, onlay metálico ou coroa metálica ou PFM. Quando a lima toca no metal, o circuito é completado e o EAL mostra a leitura de que a lima está para além do Apex. Remova sempre completamente todas as restaurações metálicas. Mesmo os restos metálicos que se encontram na câmara pulpar podem interferir nas leituras.

2. As pontas de prata antigas ou os seus restos ou limas partidas no canal também podem produzir leituras prematuras.

3. Canais com hemorragia grave ou exsudação.

4. Abrir o Apex.

5. Em dentes decíduos: A localização do forame apical real em dentes decíduos, que estão a reabsorver, é sempre difícil pelos métodos convencionais. É preciso ser preciso ao parar no forame apical em raízes de dentes decíduos que estão a reabsorver irregularmente, de modo a evitar qualquer dano ao botão do dente permanente. Os EALS têm tendência para efetuar leituras prematuras em dentes decíduos em cerca de 1 mm, independentemente do tipo de canal radicular, do estado do periápice e das condições clínicas. Por conseguinte, é seguro utilizar o EAL em dentes decíduos.

6. Perfurações: Esta é uma utilização muito importante da EAL, em que o IOPAS pode muitas vezes não detetar a perfuração.

7. Se a lima ou a parte metálica do suporte da lima entrar em contacto com a mucosa bucal ou com a língua, a leitura será prematura e repentina. Evitar estes curto-circuitos.

***Sinal eletrónico instável com sinais de desvios rápidos***[29]

Um sinal eletrónico instável com sinais errantes rápidos é a avaria mais frequente de um EAL e ocorre mais frequentemente quando a lima toca nas restaurações metálicas ou quando há uma fuga cervical através da cárie subgengival. A remoção da restauração metálica ou o simples sopro de ar na câmara húmida resolve normalmente este problema.

***Queda acentuada do sinal no forame apical***[29]

O funcionamento normal de uma EAL é demonstrado pelo movimento suave e delicado do sinal desde o orifício até ao forame apical. Por vezes, o sinal permanece afastado da marca APEX e depois cai abruptamente quando chega ao forame apical, o que torna muito difícil localizar com precisão o forame apical. Isto ocorre principalmente com um canal muito seco. Quando a ponta da lima se encontra no ponto extremamente seco, existe pouco ou nenhum contacto elétrico, mesmo a frequências mais elevadas. Assim que se encontra com o tecido apical, surge um circuito súbito, que leva o sinal para a marca APEX. Quando isto ocorre, a irrigação suave do canal irá reiterar o funcionamento normal da unidade. Quando um EAL é utilizado em condições secas, tal como para a verificação final do comprimento de trabalho imediatamente antes da obturação, o operador deve avaliar cuidadosamente a posição apropriada a partir da queda acentuada.

***Sinal do ápice desde o início; canal com hemorragia grave ou exsudado***[29]

Por vezes, o sinal atinge a marca APEX muito antes de a lima entrar na área do suposto forame. A causa deste fenómeno é um excesso de eletrólito no canal. Este fenómeno ocorre mais frequentemente com hemorragia extrema e drenagem ativa de pus ou exsudados do canal. Quando isto acontece, o canal deve ser irrigado suavemente com hipoclorito de sódio ou soro fisiológico até que a drenagem fique razoavelmente controlada. Nalguns casos, pode ser necessário secar o canal com um pano.

***Leitura prematura, ápice aberto***[29]

Quando existe um forame aberto ou do tipo blunderbuss, o medidor tende a fazer uma leitura curta do verdadeiro forame apical. Uma leitura prematura deve-se provavelmente à queda acentuada no gradiente da relação de impedância na parede fina da dentina. Como descrito anteriormente, a máquina lê a maior alteração do gradiente na relação de impedância onde a ponta da lima se encontra. A impedância total é a soma da impedância criada apicalmente e da parede de dentina. Como a parede da dentina tem uma capacitância eléctrica muito mais baixa do que o forame apical, a alteração da impedância depende principalmente da distância entre a ponta da lima e o forame apical. Quando a parede de dentina se torna extremamente fina, a impedância da parede de dentina da raiz afecta a impedância total entre a ponta da lima e o clip labial, o que torna a leitura prematura.

## RESOLUÇÃO DE PROBLEMAS[79]

| Problema | Motivo | Solução |
|---|---|---|
| **Sem leitura** | 1. O canal pode estar obstruído por aparas dentárias<br>2. Sem contacto com o lábio-clipe<br>3.Canal grande quando se utiliza um ficheiro pequeno<br>4.O suporte da lima pode ter resíduos de autoclave CSR que impedem um bom contacto<br>5.Separação de fios no clip de ficheiro<br>6.Dentes maxilares: a raiz pode estar na cavidade sinusal<br>7. Impossibilidade de obter patência<br>8.O canal está seco | 1. Efetuar a leitura antes de limar ou remover detritos apicais<br>2.Molhar o lábio do doente<br>3.Experimente um ficheiro maior<br>4.Limpar todas as ligações eléctricas, assegurar que todas as ligações eléctricas estão seguras<br>5.Substituir o cabo do clip de lima<br>6.Experimente um ficheiro maior<br>7.A patência nem sempre pode ser obtida em todos os canais<br>8. Adicionar alguma irrigação ao canal |
| **Instantâneo "Apex"** | 1. Câmara húmida ou molhada<br>2.Detritos, aparas de metal ou polpa na câmara | 1. Câmara seca, assegura um isolamento sem saliva<br>2.Remover detritos, aparas de metal e tecido pulpar da câmara |

| | | |
|---|---|---|
| | 3.Cárie proximal<br>4.Lixa ou líquido de irrigação no dente em contacto com uma restauração metálica<br>5. A área não é realmente um canal, mas uma perfuração furcal<br>6.Canal grande ou ápice incompleto | 3.Remover a cárie e colocar uma restauração provisória se houver comunicação com o periodonto<br>4.Reduzir o nível de irrigação abaixo da altura da restauração metálica<br>5.Reparação imediata<br>6. seque ligeiramente o canal e tente novamente, dê tempo para que o Root ZX® recalibre à medida que a lima é inserida |
| **Leituras instáveis quando o ficheiro entra no canal** | 1. Abundância de tecido no canal<br>2. Lima pequena num canal grande / alargamento excessivo<br>3. Excesso de irrigante na câmara<br>4. Restauro metálico<br>5. Grande canal acessório | 1. Desbridar os canais de forma mais completa<br>2. Tentar uma lima bem ajustada<br>3. Remover qualquer irrigante da câmara<br>4. Evitar qualquer contacto com restaurações metálicas<br>5. Verif y radiograficamente |
| **A leitura pára na marca de 2-3 mm e a lima não avança** | 1. Curva acentuada no canal perto do ápice<br>2. O canal foi limado antes da leitura e está a bloquear a área apical<br>3. Configuração do canal Weine tipo II | 1. Navegar a lima até ao ápice (dobrar a ponta da lima ~45°)<br>2. Limpar os detritos da zona apical<br>3. Coloque a lima no canal longo no "Apex" e avance a lima no canal curto até entrar em contacto com a outra lima |

## PRECISÃO DOS EAL'S EM VÁRIAS CONDIÇÕES

### A. EFEITO DA VITALIDADE DA POLPA

Os dispositivos EAL medem a resistência constante ou o valor da impedância entre a mucosa oral do paciente e o ligamento periodontal. Em dentes vitais, a leitura é maximizada na área da constrição apical, pois é o local onde o tecido pulpar encontra o ligamento periodontal. Em dentes necróticos, é possível que o ligamento periodontal apical e/ou a própria constrição apical tenham sido obliterados devido ao processo da doença. Portanto, é razoável inferir que podem existir imprecisões quando as EALs são utilizadas em casos necróticos. A vitalidade pulpar foi considerada por vários estudos e não foi encontrada diferença significativa na sensibilidade entre canais vitais e necróticos. A maioria dos estudos relatou que a vitalidade pulpar não afecta a precisão do EAL[30,80].

Mayeda et al [80] realizaram um estudo para determinar se o estado da polpa (ou seja, vital ou necrótico) faz diferença na determinação. Não houve diferença estatística nas medições entre os canais vitais e necróticos.

Tem havido várias divergências sobre o efeito da vitalidade pulpar na exatidão da EAL. Quando se comparou a influência do estado do canal radicular na determinação do comprimento do canal radicular usando o AFA Apex Finder em canais vitais e necróticos, os resultados mostraram uma maior precisão na determinação da constrição apical em canais vitais (93,9%) do que em canais necróticos (76.Os autores sugeriram que em casos necróticos com reabsorção radicular inflamatória, a constrição apical pode estar alterada ou mesmo inexistente, sem tecido periodontal viável para responder ao EAL, o que causaria uma menor precisão.

Concebe-se que as radioluecências periapicais carecem de ligamento periodontal e osso periapical, o que pode causar a leitura anormalmente longa. A reabsorção apical pela radiolucência periapical de longa duração pode resultar na destruição da constrição apical.[77]

## A. EFEITO DOS DIFERENTES IRRIGANTES

Os EALs de primeira geração eram baseados em resistência e os EALs de segunda geração eram localizadores apicais baseados em impedância. As principais deficiências destes EALs incluíam a fraca precisão na presença de fluidos e tecido pulpar, e a necessidade de calibração. Os EALs de terceira geração baseados em frequência têm microprocessadores mais potentes e são capazes de processar quocientes matemáticos e cálculos de algoritmos necessários para fornecer leituras precisas. O Root ZX não necessita de calibração e pode ser utilizado quando o canal é preenchido com um eletrólito forte. Foram desenvolvidos EALs baseados em multifrequência para aumentar ainda mais a precisão dos EALs, por exemplo, o Sybron Endo Mini Apex Locator.

Os localizadores apicais de quarta geração não processam a informação de impedância como um algoritmo matemático, mas em vez disso tomam as medições de resistência e capacitância separadamente e comparam-nas com uma base de dados para determinar a distância até ao ápice do canal radicular.

No entanto, continua a existir a preocupação de saber se os irrigantes altamente electrocondutores, como a solução salina, a solução anestésica e o hipoclorito de sódio, podem afetar o desempenho destas EALs de nova geração.[48]

A utilização de soluções de irrigação é um aspeto importante do tratamento endodôntico. Os irrigantes mais comuns são: 1%NaOCl, com solvente tecidular e atividade antibacteriana; 2%CHX com atividade antibacteriana mesmo contra *Enterococcus faecalis;* 17% EDTA, um quelante que facilita a preparação do canal e remove a camada de smear layer[34] e soro fisiológico normal com apenas ação de lavagem. A diferença na electrocondutividade dos vários irrigantes pode ser a razão para a variação nas leituras com diferentes localizadores apicais[83].

Em condições clínicas, a secagem completa da humidade não é tão provável de ser alcançada porque algum grau de humidade está presente nos canais devido à hidratação da dentina do periodonto circundante, mas em canais muito secos o sinal pode cair subitamente perto do ápice ou ser um pouco instável, o que acontece principalmente porque quando a ponta da lima está no ponto extremamente seco, há pouco ou nenhum contacto elétrico, mesmo a frequências mais altas. Assim que a lima se encontra com o tecido apical, surge um circuito súbito, o que leva o sinal à marca APEX.[82]

A condutividade do peróxido de hidrogénio e do hipoclorito de sódio é inferior e superior, respetivamente, de acordo com Kim et al (2000)[35] e Pilot e Pitts (1997).[84]

As soluções, da mais para a menos condutora, são as seguintes: solução de NaOCl a 5,25%, solução de EDTA a 14,45%, solução salina normal e, finalmente, RC-prep e álcool isopropílico a 70%, sendo as duas últimas essencialmente não condutoras.

Quando a resistência eléctrica dos irrigantes mais frequentemente utilizados foi medida, o NaOCl foi muito mais elevado (10 vezes), enquanto o $H_2O_2$ foi muito mais baixo (50 vezes), do que o soro fisiológico. Especulou-se que a alteração na electrocondutividade desloca a curva do quociente da frequência. As mudanças nas caraterísticas elétricas quando o forame é aproximado e passado são mínimas quando soluções condutoras estão dentro do canal. Esta condição complicaria a determinação eléctrica do forame.

De facto, foi referido por Meredith e Gulabiwala que se verificou um claro aumento da resistência em série com o aumento da distância ao vértice radiográfico para os c anais secos (22,19-92,07 kΩ) e estes valores eram marcadamente mais elevados do que para os que continham água desionizada (9,32-12,10 kΩ) e hipoclorito de sódio (7,46-8,92 kΩ).

A medição das alterações na resistência foi, portanto, mais fácil em canais radiculares secos e é provável que seja por isso que alguns EALs comerciais têm um melhor desempenho em canais secos.[68]

Kim et al [79], no seu estudo, mostraram que durante a determinação efectiva do comprimento de trabalho, a lima seria mais profunda numa condição mais electrocondutora, como o NaOCl, enquanto que seria menos profunda numa condição menos electrocondutora, como o $H_2O_2$.

Num estudo realizado por Mull et al, verificou que o Root ZX era mais preciso em comparação com o SybronEndo Mini Apex Locator. Com NaOCl a 1% como irrigante, houve uma tendência para medições mais curtas, ao passo que foram registadas medições mais longas com CHX a 2% para ambos os dispositivos. O SybronEndo Mini foi mais exato com NaOCl a 1% e CHX a 2% do que o Root ZX.[48]

### C. EFEITO DO TAMANHO DO FORAME

O tamanho do forame apical também tem influência na determinação do comprimento eletrónico.

Huang (1987) verificou que quando o tamanho do forame maior era inferior a 0,2 mm as medições não eram afectadas, mesmo na presença de irrigantes condutores, mas à medida que aumentava acima de 0,2 mm as distâncias medidas a partir do forame aumentavam[85].

Stein et al. (1990) também concluíram que, à medida que a largura do forame maior aumentava, a distância entre a ponta da lima e o forame aumentava; também não encontraram correlação significativa entre a largura da CDJ e a medida.[86]

## D. EFEITO DA PRÉ-EXPLOSÃO

O comprimento de trabalho deve, de preferência, terminar na constrição apical, que é o ponto de referência para a instrumentação. A pré-expansão do canal radicular durante o tratamento endodôntico é importante para remover interferências cervicais na dentina. Consequentemente, permite que a lima atinja facilmente a constrição apical e evita alterações no comprimento de trabalho.

Camargo et al. verificaram que os dispositivos Root ZX e Mini Apex Locator aumentaram significativamente a precisão na determinação do comprimento real de trabalho após o procedimento de pré-exodontia. Todos os EALs mostraram uma determinação aceitável do comprimento de trabalho entre os intervalos de 0,5 mm, exceto o dispositivo Apex DSP, que teve a menor precisão.[87]

Ibarrola et al afirmam que a pré-destruição aumenta a precisão do dispositivo Root ZX[88].

## E. ANATOMIA DO CANAL

A constrição apical não é um limite morfológico, mas um limite histológico. Existem vários tipos de constrições, como demonstrado em estudos sobre dentes extraídos. Em menos de 50% dos casos, a constrição apical aparece na sua forma clássica. Noutras formas, a constrição parece ser cónica ou ter constrições múltiplas e paralelas. Nestes casos, é naturalmente mais difícil determinar o comprimento de trabalho.[89]

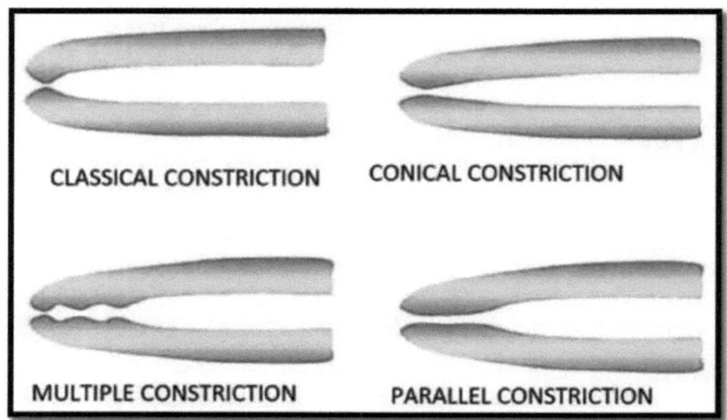


**FIGURA 38: CLASSIFICAÇÃO DAS RESTRIÇÕES APICAIS DE ACORDO COM DUMMER ET AL. (1984)**

Como o instrumento de medição não consegue distinguir entre a primeira, a segunda e a terceira constrição, regista-se uma constrição no momento em que se sente resistência na primeira secção estreita. Este comprimento de trabalho parecerá demasiado curto após a realização da primeira radiografia endométrica. Outros procedimentos para alcançar a última constrição incluem a alteração da forma do canal nas primeiras secções estreitas. É criada uma forma de constrição clássica, pelo que a distância entre a primeira constrição e a última constrição pode ser determinada com exatidão. Uma situação semelhante pode ser encontrada num canal radicular com constrição paralela. Estes canais podem ser preparados para criar a forma de constrição clássica ou as medições podem ser efectuadas ao atingir a primeira secção estreita.[89]

Oishi et al. descobriram que o Root ZX não só é eficaz para detetar com precisão a localização do forame apical, como também é útil para detetar constrições do canal radicular.[90]

A impedância no canal radicular d aumenta na direção corono-apical e é mais baixa no terminal apical, independentemente do conteúdo do canal. Foi colocada a hipótese de este facto estar relacionado com uma maior espessura da dentina e com túbulos dentinários mais compridos mais coronalmente.[91]

A variação nas caraterísticas de impedância entre dentes pode ser correlacionada com a espessura da dentina e a sua permeabilidade aos electrólitos. A esclerose da dentina provavelmente aumenta a impedância através da redução do fluxo de electrólitos (e, portanto, da corrente) nos túbulos dentinários ocluídos (Tagami et al. 1992, Kriz'aj et al. 2004, Al-bulushi et al. 2008). Uma vez que a variação na anatomia do sistema de canais está diretamente relacionada com a distribuição da dentina e a sua espessura, pode prever-se que tais variações anatómicas afectem as caraterísticas de impedância de uma raiz.[91]

## F. TIPO DE FICHEIROS

Foi levantada a questão de saber se diferentes tipos de metal podem afetar a precisão das EAL, mas tal não parece constituir um problema.

Nekoofar et al avaliaram a exatidão do Neosono Ultima EZ (Amadenat) utilizando dois tipos diferentes de metal: níquel-titânio e aço inoxidável. A precisão do níquel-titânio e do aço inoxidável foi de 94% e 91%, respetivamente, e não houve diferença estatisticamente significativa.[29]

De acordo com um estudo realizado por Siu et al., as EALs com limas manuais tiveram, de facto, alta precisão na localização da constrição apical. Todos os localizadores apicais foram capazes de localizar o diâmetro menor desses dentes dentro de 0,5 mm. As EALs com limas rotativas de NiTi não foram tão fiáveis como as limas manuais na localização da constrição apical dentro de 0,5 mm. A precisão do Root ZX II, do Apex NRG XFR e do Mini Apex Locator na localização do diâmetro menor dentro de 0,5 mm foi de 50%, 46,43% e 39. 29%, respetivamente, com distâncias médias de 0,45, 0,57 e 0,31 mm para além do diâmetro menor, respetivamente. É possível que as EALs necessitem de tempo para processar a posição da lima dentro do canal. As limas rotativas de NiTi são geralmente utilizadas com um movimento contínuo para dentro e para fora, enquanto a extensão apical das limas manuais pode ser melhor controlada. Isto provavelmente explica a maior precisão obtida com as limas manuais .[92]

## G. CANAIS GRANDES / ÁPICES IMATUROS / DENTES DECÍDUOS / REABSORÇÃO

A localização do forame apical real nos dentes decíduos, que estão em processo de reabsorção fisiológica, constitui um grande desafio para os clínicos. No entanto, os métodos convencionais nem sempre são aplicáveis porque a abertura apical está exposta a uma reabsorção contínua e por vezes irregular. Nesses casos, é ainda mais imperativo minimizar o dano periapical para proteger o broto dentário sucessivo.[29]

Além disso, a determinação do comprimento de trabalho do canal radicular com a EAL é mais fácil, rápida e indolor e pode ser repetida indefinidamente sem exposição à radiação. É extremamente útil em crianças que se engasgam durante a radiografia (Subramaniam et al., 2005).

O ponto final apical dos canais radiculares em dentes decíduos é muitas vezes incerto, pois nem sempre têm uma constrição apical bem definida (Wu et al. 2000) e ocorrem reabsorções fisiológicas e patológicas (Bolan & Rocha 2007).[94,95]

Nos últimos anos, os EALs foram desenvolvidos para determinar o comprimento do canal radicular, o que pode ser útil para superar as deficiências do exame radiográfico em dentes com reabsorção (Athar et al., 2008). No entanto, a utilização de EALs em dentes com reabsorção apical está a ser questionada devido à possível destruição da constrição apical e à perda do tecido periodontal circundante.[93]

As medidas parecem ser menos precisas quando o forame apical é imaturo ou grande (Berman & Fleischman 1984, Huang 1987, Hu'lsmann & Pieper 1989, Saito & Yamashita 1990, Fouad et al. 1993, Kaufman & Katz 1993). Muitos estudos relatam que o diâmetro crítico do forame é de 0,20 mm (Huang 1987), 0,30 mm (Fouad et al. 1993), ou até 0,62 mm (Saito & Yamashita 1990). Isto significa que dentes com um forame largo, como em dentes decíduos com reabsorção, dentes traumatizados e dentes com reabsorção patológica, podem influenciar a medição eléctrica do comprimento do canal radicular (Mente et al. 2002).[96]

Devido à reabsorção progressiva, existe um consenso geral na literatura de que os dentes decíduos só devem ser salvos se a raiz reabsorvida permanecer mais de dois terços do seu comprimento total. A reabsorção extensa de mais de um terço da raiz deve ser considerada como uma contraindicação para o tratamento do canal radicular (Mathewson & Primosch 1995, Camp et al. 2002) . A pulpectomia em dentes decíduos é inevitavelmente complicada pela reabsorção radicular.

Embora muitos estudos tenham apontado que os localizadores apicais electrónicos não dão resultados precisos em dentes permanentes com ápices abertos (Berman & Fleischman 1984, Huang 1987, Hu'lsmann & Pieper 1989, Saito & Yamashita 1990, Fouad et al. 1993, Kaufman & Katz 1993), poucos estudos relataram o uso de um localizador apical eletrónico em dentes decíduos com reabsorção radicular apical (Katz et al. 1996, Mente et al. 2002, Kielbassa et al. 2003) , geralmente sem uma definição clara do estágio de reabsorção radicular ocorrido.[92]

Goldberg et al. [2002] demonstraram que a exatidão do Root ZX na determinação das medidas do comprimento de trabalho em dentes com reabsorção apical foi exacta em 62,7% dos casos, com uma tolerância clínica de ±0,5mm.[97]

No entanto, Shabahang et al. [1996] referiram que o Root ZX conseguia localizar a extremidade da raiz de forma consistente, mesmo com as lacunas de reabsorção.[98]

Devido a estes problemas inerentes à utilização das EAL, muitos autores consideram aceitável que a medição seja de ±0,5 mm entre o comprimento de trabalho obtido diretamente e o obtido eletronicamente (Ounsi & Naaman 1999, Angwaravong & Panitvisai 2009), enquanto outros referem uma diferença de ±1 mm (Kielbassa et al. 2003, Bodur et al. 2008, Mello-Moura et al. 2010).[94,95,96]

Katz et al testaram o Root ZX em dentes extraídos para determinar se este dispositivo poderia detetar o comprimento do dente em dentes decíduos maduros que já tinham um grau diferente de reabsorção radicular. Relataram que o Root ZX tinha uma precisão t semelhante ao comprimento real e à película radiográfica. Também afirmaram que o uso do Root ZX era rápido, confortável e preciso, sendo preferível ao método radiográfico.[29]

Kielbassa et al efectuaram um estudo semelhante utilizando o Root ZX, mas in vivo. Relataram que o dispositivo tinha uma exatidão suficiente, com uma tendência para subestimar ligeiramente o comprimento do canal radicular mesmo antes (média = - 0,98 mm) do ápice. O dente, o tipo de canal radicular, o estado do periápice e as condições clínicas não influenciaram os resultados.[29]

## H. DETECÇÃO DE PERFURAÇÃO

A perfuração radicular é uma importante complicação dentária que resulta num prognóstico negativo do dente após o tratamento endodôntico.[58]

A deteção precoce e o tratamento imediato de uma perfuração iatrogénica são muito importantes para um bom prognóstico. A deteção radiográfica dificulta muitas vezes a existência da perfuração, particularmente quando esta ocorre por via buco-lingual.[29]

As medições do canal radicular em exames de tomografia computorizada de feixe cónico (CBCT) pré-existentes são um novo método potencial para determinar o comprimento do canal radicular antes de iniciar o tratamento endodôntico. Ao tirar partido de toda a informação visual disponível no campo de visão, os clínicos podem aplicar os dados de CBCT já existentes para outras intervenções na mesma região do maxilar, tais como tratamentos de canais radiculares. No entanto, Shemesh et al mostraram que a capacidade de detetar perfurações radiculares com base em radiografias periapicais é muito limitada, e que mesmo a TCFC não consegue detetar perfurações em dentes obturados. As limitações da TCFC na presença de material de obturação do canal radicular já foram demonstradas na deteção de fracturas radiculares. Esta limitação da TCFC demonstra a importância de um diagnóstico imediato da perfuração radicular, mesmo durante o tratamento endodôntico, para a adoção do tratamento correto para prevenir a destruição óssea e evitar um mau prognóstico.D'Assuncao et al. concluem que o Mini ApexLocator, o Root SW e o Root ZX II proporcionaram excelentes precisões ex vivo, repetibilidade na localização de perfurações do canal radicular.[98]

Kaufman et al. compararam as capacidades do Root ZX, Apit III (Endex) e Sono Explorer Mark II na deteção de uma perfuração radicular. Quando testadas em 30 dentes humanos extraídos in vitro, todas as EALs testadas eram clinicamente aceitáveis, onde a ponta da lima terminava 0,06 mm a 0,60 mm aquém do contorno externo da superfície da raiz. Portanto, a utilização de uma EAL para fazer uma deteção precoce de uma perfuração radicular parece ser muito eficaz.[22]

## I. PERIODONTITE APICAL

A periodontite apical (PA) é principalmente uma doença infecciosa dos tecidos periapicais com origem endodôntica. A sua prevalência tem sido registada em 30%-50% dos indivíduos. A PA ativa respostas imunes/inflamatórias, resultando em alterações nos tecidos periapicais.

A reabsorção radicular apical é um evento mais comum em dentes com PA do que normalmente se imagina, pois as radiografias muitas vezes não conseguem fornecer sinais suficientes para o diagnóstico dos estágios iniciais da reabsorção radicular. Ela pode alterar a morfologia do ápice radicular, resultando em aumento do diâmetro do canal apical, desvio do forame apical e distorção parcial ou mesmo completa da constrição apical. A morfologia do ápice da raiz, como os diâmetros, formas e localizações dos forames maiores e menores, influencia a precisão dos ERCLMDs. Portanto, o AP pode influenciar a precisão dos ERCLMDs.[91]

Os resultados do estudo de Saatchi et al [59] mostraram que a presença de PA não influencia a precisão do Raypex 5 e do i-Root. Além disso, não foram encontradas diferenças significativas em relação à precisão do Dentaport ZX entre os grupos de periápice normal (93,8%) e periodontite apical (93,3%), o que é consistente com os resultados relatados por Piasecki et al [51] que compararam a precisão do Root ZX II na localização do forame apical em dentes com polpas vitais (100%) e com PA (83%) dentro de 0,5 mm e relataram que o dispositivo foi preciso na deteção do forame apical maior, independentemente da presença de PA. No entanto, consideraram o forame apical maior como o ponto de referência apical, mas este era 0,5 mm coronal ao forame apical maior no presente estudo. Isso pode explicar a menor taxa de precisão do grupo AP em seu estudo.

Embora a constrição apical possa estar distorcida em dentes com AP [98], Herrera et al[(100)] relataram que o Root ZX foi preciso na localização da área de constrição apical; mesmo na ausência desta área, o dispositivo foi capaz de detetar o ponto mais estreito do canal. Isto também pode explicar os resultados do presente estudo, que mostram que os ERCLMDs foram precisos na localização da constrição apical, independentemente da presença de AP.[100]

## J . RETREINAMENTO

O retratamento dos insucessos endodônticos tornou-se um procedimento de rotina na prática clínica endodôntica. Os erros de procedimento que propiciam o vazamento intra-canal e a infeção latente parecem ser um dos principais fatores associados aos insucessos endodônticos.

O retratamento é considerado menos complicado quando o insucesso do tratamento endodôntico primário se deve ao subenchimento do canal radicular.[101]Sundqvist et al. forneceram provas de que os microrganismos se alojam em ramos anatómicos do sistema de canais radiculares e podem mesmo residir em áreas que se pensava estarem obliteradas pelo material de obturação do canal radicular primário. Como tal, a remoção completa do material de obturação do canal radicular anterior é necessária para melhorar o efeito das soluções de irrigação e dos medicamentos intracanais.[101]

Uma determinação exacta do comprimento de trabalho durante o processo de retratamento facilitará ao operador a remoção completa do material de obturação do canal radicular primário e, ao fazê-lo, oferece a oportunidade de preparar e reobturar o canal com precisão.

Numa investigação clínica de acompanhamento radiográfico, mostraram que a sobre-instrumentação e a sobre-obturação de canais radiculares retratados diminuíram significativamente a frequência de regeneração completa da reparação da lesão apical.[101]

A determinação exacta e a manutenção crítica do comprimento de trabalho durante o retratamento devem ser consideradas importantes.[5]

Durante o retratamento do canal radicular, são necessárias várias radiografias para remover completamente o material de obturação primário e para obter um comprimento de trabalho controlado durante a reinstrumentação e a reobturação[101].

De acordo com Brunton et al [102], a utilização de um localizador apical eletrónico reduz o número de radiografias necessárias para a determinação do comprimento de trabalho, diminuindo desejavelmente a exposição dos pacientes à radiação.

Os autores verificaram que os dispositivos electrónicos utilizados neste estudo não geravam qualquer sinal acústico ou visual quando a lima passava a obturação de guta-percha e atravessava o forame apical. Uma vez que a lima foi retraída de volta para o canal radicular, os sinais visuais e acústicos das diferentes unidades puderam confirmar a posição do instrumento no comprimento de trabalho apropriado de 0,5 mm. Os resultados deste estudo indicam que os localizadores electrónicos do ápice são úteis para determinar o comprimento de trabalho dos canais radiculares quando se recuam falhas endodônticas.[101]

O estudo de Rodrigo S Cunha et al [103] indica que o uso do localizador apical eletrónico Root ZX II combinado com solventes de guta-percha usados no retratamento endodôntico pode determinar com precisão o comprimento de trabalho quando um erro potencial de 0,5 mm da constrição apical é aceite como um intervalo tolerável.

## K . DENTES RESSECADOS NA EXTREMIDADE DA RAIZ[104]

A preparação adicional do canal em dentes ressecados na extremidade da raiz não é um procedimento de rotina. No entanto, os dentes ressecados na extremidade da raiz podem necessitar de uma revisão ortógrada em caso de infeção persistente ou após reinfeção do canal radicular. Isto é normalmente um resultado de restaurações coronárias insuficientes, fracturadas ou em falta. A infeção intra-radicular com microrganismos virulentos é frequentemente o fator causal de uma periodontite apical persistente. Nestes casos, a ressecção da extremidade radicular por si só não resultará na resolução da periodontite apical A cicatrização da periodontite apical pode ser iniciada pela redução ou eliminação da infeção intra-radicular (Sedgley & Wagner 2003). Isto pode ser conseguido através de uma revisão ortograda da obturação do canal radicular insuficiente ou infetado.

A determinação radiográfica do comprimento de trabalho é muitas vezes difícil porque o terminal apical do canal radicular é difícil de localizar na radiografia[30], especialmente em dentes ressecados na extremidade da raiz quando esta é extremamente biselada.

A microcirurgia apical que utiliza um microscópio operatório e pequenas pontas cirúrgicas ultrasónicas reduziu a necessidade de biselamento apical. No entanto, o terminal apical do canal radicular terminará, na maioria dos casos, aquém do ápice radiográfico e é comum a sobrestimação do comprimento de trabalho radiográfico.

Nos dentes ressecados, a anatomia apical é alterada. Na maioria dos casos, a constrição apical, que se encontra a 3 mm do ápice (Dummer et al. 1984), é removida pela ressecção da extremidade da raiz ou pela preparação inicial do canal radicular. O grande tamanho do canal radicular no terminal apical pode influenciar a precisão dos localizadores apicais.

O estudo de ElAyouti et al. concluiu que:

- Todos os três localizadores apicais podem ser usados para a determinação do comprimento de trabalho de dentes ressecados na extremidade da raiz.

- Os três localizadores apicais apresentaram uma repetibilidade aceitável.

- Em comparação com o Raypex4 e o Apex Pointer, o dispositivo Root ZX foi o mais exato e não resultou numa sobrestimação do comprimento do canal radicular.[104]

## L. EFEITO DOS PACEMAKERS CARDÍACOS

A interferência electromagnética do equipamento dentário, incluindo os localizadores apicais electrónicos, pode interferir com os pacemakers cardíacos. Os fabricantes de localizadores apicais electrónicos advertem especificamente contra a sua utilização em pacientes com pacemakers cardíacos (Morita 1994).[28]

Como existem muitos usos terapêuticos e tipos de pacemakers, alguns podem não ser influenciados pelo uso do localizador apical (Beach et al. 1996).[105]

Garofalo et al[102] (2002) realizaram um teste de bancada utilizando cinco localizadores apicais electrónicos de terceira geração e concluíram que todos, exceto o Bingo 1020, não causaram inibição ou interferência com a função normal do pacemaker e que os localizadores apicais electrónicos podem ser utilizados com segurança em doentes com pacemakers. Uma vez que este estudo não foi clínico, poderá ser prudente consultar o cardiologista do doente antes do tratamento.

## ACEITAÇÃO CLÍNICA

A utilização do localizador eletrónico do ápice para determinar o comprimento de trabalho ainda não foi amplamente aceite em todo o mundo. Isto pode dever-se, em parte, aos primeiros dispositivos que sofriam de fraca precisão e não funcionavam corretamente na presença de irrigantes comuns.

O custo dos instrumentos e a exposição à tecnologia são também factores importantes[28].

Um inquérito realizado na Nova Zelândia revelou que a utilização do localizador apical é preferida pelos profissionais mais jovens e que os utilizadores referiram um número reduzido de radiografias realizadas durante o tratamento do canal radicular de um molar superior (Chandler & Koshy 2002).

No Japão, há uma utilização extensiva de localizadores apicais, mas também é efectuado um grande número de radiografias (Yoshikawa et al. 2001).

A utilização de localizadores apicais isolados sem uma radiografia pré-operatória e pós-operatória não é uma prática recomendada devido à grande variação na morfologia dentária e aos requisitos de manutenção de registos médico-legais.[28]

ElAyouti et al. (2001) descobriram que a utilização de cálculos radiográficos do comprimento de trabalho por si só levou à instrumentação para além do forame apical em 56% dos pré-molares e 33% dos molares. Posteriormente, descobriram que a utilização do Root ZX diminuiu a sobreestimação do comprimento de trabalho do grupo de pré-molares para 21%.[28] A utilização correta de um localizador apical calibrado evitaria a necessidade de radiografias adicionais apenas para confirmar o que o clínico já sabe (Clarke 2003, comunicação pessoal).[28]

# CONCLUSÃO

A Junção Cementodentinária (CDJ) é um ponto de terminação prático e anatómico para a preparação e obturação do canal radicular e não pode ser determinado radiograficamente. O conhecimento da anatomia apical, a utilização prudente das radiografias e a utilização correta de um localizador apical eletrónico ajudarão os profissionais a obter resultados previsíveis . Nenhuma técnica individual é verdadeiramente satisfatória na determinação do comprimento de trabalho endodôntico[28].

A utilização dos localizadores apicais é confortável e rápida; no entanto, os localizadores apicais utilizados isoladamente sem o método radiográfico não podem dar qualquer informação sobre a curvatura e a direção do canal radicular.[56]

A combinação do método eletrónico com a realização de apenas uma radiografia aumenta o sucesso de um cálculo exato do comprimento de trabalho, ao mesmo tempo que elimina a necessidade de duas radiografias adicionais, absolutamente necessárias nas técnicas radiológicas.[57]

Os modernos localizadores apicais electrónicos podem determinar esta posição com uma precisão superior a 90%, mas ainda têm algumas limitações[28].

As limitações são os erros humanos e os desvios-padrão (DP), que são considerados em todos os estudos.

# BIBLIOGRAFIA

1. **Inoue N, Skinner DH**. Uma forma simples e exacta de medir o comprimento do canal radicular. J Endod 1985;11:421-427.

2. **Ingle JI, Himel VT, Hawrishce, Glickman GN, Serene T, Rosenberg PA.** Endodontia. 5th ed. Londres: BC Decker:2002. Londres: BC Decker:2002.Endodontic cavity preparation: 405570.

3. **Grove CJ**. O valor do DCJ na cirurgia do canal pulpar. Journal of Dental Research 1931;11:466-68.

4. **Ricucci D, Langeland L**. Limite apical da instrumentação e obturação do canal radicular. Parte I. Revisão da literatura. Int Endod J 1998;31:384-93.

5. **Ricucci D, Langeland L**. Limite apical da instrumentação e obturação do canal radicular. Parte II. Um estudo histológico. Int Endod J 1998:31:394-409.

6. **Franklin S. Weine.** Livro-texto de terapia endodôntica. 5thed.

7. **Dr. Harsh Lala**. Técnicas endodônticas. Determinação do comprimento de trabalho: A chave para o sucesso endodôntico. Aus dent prac 2012: 182-186.

8. **Kuttler Y**. Investigação microscópica dos ápices radiculares. Journal of Am Dent Asso 1955; 50:544-52.

9. **Melhor.** Um novo método de determinação do comprimento do dente para a prática endodôntica. Dent Dig 1960; 66:450-4.

10. **Sunada.** Novos métodos para medir o comprimento dos canais radiculares. J Dent Res 1962; 41:37587.

11. **Langeland K.** A base histopatológica no tratamento endodôntico. Dent clin North Am 1967: 491-520.

12. **Inoue N.** O "estetoscópio" dentário mede o canal radicular. Dent Surv 1972;48: 38-9.

13. **Blank LW, Tenca JI, Pelleu GB.** Fiabilidade dos dispositivos electrónicos de medição em terapia endodôntica. J Endod 1975; 1:141-44.

14. **Berman LH, Fleischman SB.** Avaliação da precisão do localizador apical eletrónico Neosono-D. J Endod 1984; 10:164-67.

15. **Nahmias Y, Aurelio J.A, Gerstein H.** Um modelo in vitro para avaliação de dispositivos electrónicos de medição de canais radiculares. J Endod 1987; 13:209-14.

16. **Kaufman AY, Szajkis S, Niv N, Aviv T.** A eficiência e fiabilidade do Dentometer para detetar o comprimento do canal radicular. Oral Surg Oral Med Oral Pathol 1989; 67:573-77.

17. **Fouad AF, Krell KV, Mc Kendry DJ, Koorbusch GF, Oslon RA.** Uma avaliação clínica de cinco instrumentos electrónicos de medição dos canais radiculares. J Endod 1990; 16:446-49.

18. **A prática endodôntica de Grossman**. 6thed.

19. **Randall T. Hedrick, S. Brent Dove, Donald D. Peters e William D. McDavid.** Determinação radiográfica do comprimento do canal: Radiografia digital direta versus radiografia convencional. J Endod 1994; 7:320-26.

20. **Pratten DH, McDonald NJ**. Comparação dos comprimentos de trabalho radiográficos e electrónicos. J Endod 1996; 22:173-76.

21. **Reto Lauper, Felix Lutz e Fred Barbakow**. Uma comparação in vivo de localizadores apicais electrónicos de gradiente e impedância absoluta. J Endod 1996; 22:260-64.

22. **Kaufman AY, Fuss Z, Keila S, Waxenberg S.** Fiabilidade de diferentes localizadores apicais electrónicos para detetar perfurações radiculares in vitro. Int Endod J 1997; 30:403-7.

23. **Roland Weiger, Christoph John, Heiner Geigle, Zahnarzt e Claus Lost**. Uma comparação in vitro de dois localizadores apicais modernos. J Endod 1999;25:765-68.

24. **Joslyn A. Jenkins, William A. Walker, III, William G. Schindler e Christopher M. Flores.**

An In Vitro Evaluation of the Accuracy of the Root ZX in the Presence of Various Irrigants (Avaliação in vitro da precisão do Root ZX na presença de vários irrigantes). J Endod 2001;27:209-11.

25. **Pommer O, Stamm O, Attin T**. Influência do conteúdo do canal na determinação do comprimento dos canais radiculares assistida por eletricidade . J Endod 2002; 28:83-5.

26. **A. Y. Kaufman, S. Keila& M. Yoshpe**. Precisão de um novo localizador apical: um estudo in vitro. Int Endod J 2002; 35:186-92.

27. **A. Lozano, L. Forner, C. Llena**. Comparação in vitro das medições dos canais radiculares com radiologia convencional e digital. Int Endod J 2002; 35: 542-50.

28. **Gordon MPJ, Chandler NP**. Localizadores apicais electrónicos. Int Endod J 2004; 37:425-37.

29. **Euiseong Kim, Seung-Jong Lee**. Localizador eletrónico do ápice. Dent Clin N Am 2004; 48:35-54.

30. **Hoer D e Attin T**. A precisão da determinação eletrónica do comprimento de trabalho. Int Endod J 2004; 37:125-31.

31. **C. Lucena-Martin, V. Robles-Gijon, C. M. Ferrer-Luque, e J. M. Navajas-Rodríguez de Mondelo**. Avaliação in vitro da precisão de três localizadores electrónicos do ápice. J Endod 2004; 30:231-33.

32. **MH Nekoofar, M.M Ghandi, SJ Hayes, PMH Dummer.** Os princípios fundamentais de funcionamento dos dispositivos electrónicos de medição do comprimento do canal radicular. Int Endod J 2006; 39:595-609.

33. **Plotino G**. Precisão ex vivo de três localizadores apicais electrónicos: Root ZX, Elements Diagnostic Unit e Apex locator e Propex. Int Endod J 2006; 39:408-14.

34. **Zehnder M**. Irrigantes para canais radiculares. J Endod 2006; 32:389-98.

35. **K. T. Wrbas, A. A. Ziegler, M. J. Altenburger& J. F. Schirrmeister**. Comparação in vivo da

determinação do comprimento de trabalho com dois localizadores apicais electrónicos. Int Endod J 2007; 40:133-38.

36. **Viresh Chopra, Shibani Grover, S Datta Prasad**. Avaliação in vitro da precisão de dois localizadores apicais electrónicos. J Conserv Dent 2008;11:82-85.

37. **Kritthika AG, Jandaswamy D, Velmurugan N, Krishna VG.** Grelha não metálica para medição radiográfica. Aus Endod J 2008; 34: 36-38.

38. **Paulo Nelson-Filho, Marcela Pacífico Lucisano, Mário Roberto Leonardo, Raquel Assed Bezerra da Silva e Léa Assed Bezerra da Silva**. Determinação eletrônica do comprimento de trabalho em dentes decíduos por meio do Propex e Processamento Digital de Sinais. Aus Endod J 2010;36:105-108.

39. **Musab Hamed Saeed, Alexander MJ Luke, Nazil A Abtahl, Praveen Pradeep A.** Uma comparação in vitro da medição do canal radicular em dentes permanentes através do localizador eletrónico do ápice, radiografia convencional e digital. Jornal Mundial de Medicina Dentária 2011; 2:312-15.

40. **Kenner Bruno Miguita, Roberta Aranha de Araújo, Alexandre Sigrist De Martin, Carlos Eduardo da Silveira Bueno, Rodrigo Sanches Cunha**. Comparação ex vivo de três localizadores apicais electrónicos para determinar o comprimento de trabalho no tratamento endodôntico. ENDO (LondEngl) 2011;5:281-84.

41. **Luiz F. M. Silveira, Fernanda V. Petry, Josué Martos e João B. C. Neto**. Comparação in vivo da precisão de dois localizadores apicais electrónicos. Aust Endod J 2011;37:70-72.

42. **P. Nelson-Filho, P. C. Romualdo, K. C. Bonifacio, M. R. Leonardo, R. A. B. Silva & L. A. B. Silva**. Precisão do localizador apical eletrônico multifrequencial iPex em molares decíduos: um estudo ex vivo. Int Endod J 2011;44,303-306.

43. **Neena IE, Ananthraj A1, Praveen P1, Karthik V, Rani P**. Comparação da radiografia digital e do localizador apical com o método convencional na determinação do comprimento da raiz de

dentes decíduos. JISPPD 2011; 29:300-304.

44. **Saroosh Ehsan**. Papel comparativo das radiografias e do localizador eletrónico do ápice na determinação do comprimento de trabalho. Pakistan Oral & Dental Journal 2011;31:185-188.

45. **Renata Dornelles Morgental, Fabiana Vieira Vier-Pelisser, Simone Bonato Luisi, Deborah Meirelles Cogo e Patrícia Maria Poli Kopper**. Efeitos da pré-fissuração na precisão de três localizadores apicais eletrônicos. Rev Odonto Cienc 2011; 26:331-35.

46. **S Vijay Singh, Vineeta Nikhil, Aruna Vijay Singh, Suman Yadav.** Uma avaliação comparativa in vivo para determinar a precisão do comprimento de trabalho entre localizadores apicais radiográficos e electrónicos. IJDR 2012; 23:359-62.

47. **Carlos MenezesAguiar, Grasiele de Assis da Costa Lima, Andrea Cruz Camara.** Avaliação comparativa entre os métodos radiográfico e eletrônico para determinação do comprimento de trabalho. ENDO (LondEngl)2012; 6:183-88

48. **J Paras Mull, Vinutha Manjunath, MK Manjunath.** Comparação da precisão de dois localizadores apicais electrónicos na presença de vários irrigantes: Um estudo in vitro. J Conserv Dent 2012; 15:179-82.

49. **G. Fadel, L. Piasecki, V. P. D. Westphalen, U. X. Silva Neto, L. F. Fariniuk& E. Carneiro.** Uma avaliação in vivo da função Auto Apical Reverse do Root ZX II. Int Endod J 2012;45:950-54.

50. **F. Somma, R. Castagnola, C. Lajolo, L. Paterno Holtzman & L. Marigo**. Precisão in vivo de três aparelhos electrónicos de medição do comprimento do canal radicular: Dentaport ZX, Raypex 5 e ProPex II. Int Endod J 2012;45:552-56.

51. **Joao Marcelo da Silva Teixeira, Myrna Bastos Barcellos, Marco André de Berrêdo Pinho, Carlos Augusto de Melo Barbosa, Rivail AntônioSérgio Fidel e Sandra Rivera Fidel**. Effectivenes s of an electronic apex locator used after preflaring of cervical and middle third. Rev. Sul-bras.Odontol 2012;9:158-62.

52. **Sergio Luiz Pinheiro, Iris Nogueira Bincelli, Talita Faria, Carlos Eduardo da Silveira Bueno e Rodrigo Sanches Cunha**. Comparação entre o método eletrônico e radiográfico para a determinação do comprimento do canal radicular em dentes decíduos. Rev. Sul-bras.Odontol 2012;9:11-16.

53. **Daniel Renner, Renata Grazziotin-Soares, Giulio Gavini e Fernando Branco Barletta**. Influência da condição pulpar na precisão de um localizador eletrônico de forames em dentes posteriores: um estudo in vivo. Braz Oral Res. 2012;26:106-11.

54. **Nathalia Vilaça Soares, Emmanuel Joao Nogueira Leal da Silva, Claudio Malizzia Alves Ferreira, Renato Liess Krebs e Tauby de Souza Coutinho Filho**. Reprodutibilidade clínica de um localizador apical eletrônico de baixo custo. Braz J Oral Sci.2012;11;112-115.

55. **André Akira Nakatsuka, Cleber Keiti Nabeshima, Maria Leticia Borges Britto**. Confiabilidade odontométrica do Root ZX II. Rev Gaúcha de Odontologia, Porto Alegre2012; 60:215-219.

56. **Sibel Kocak, Mustafa Murat Koçak, Baran Can Saglam**. Eficiência de 2 localizadores apicais electrónicos na determinação do comprimento de trabalho: Um estudo clínico. J Conserv Dent 2013; 16:229-32.

57. **CH Swarupa, Girija S Sajjan e YV SashiKanth**. Uma avaliação comparativa estereomicroscópica in vitro de uma combinação de localizador apical e motor endodôntico com um motor endodôntico integrado. J Conserv Dent 2013;16:459-61.

58. **Fabio Luiz Cunha D'Assuncao, Julio Cezar Nascimento Sousa, Kayo Cesar Amaro Felinto, Thiago Clistines de Medeiros, Diego Tavares Leite, RaissaBezerra de Lucena e Joab de Oliveira Lima**. Precisão e repetibilidade de 3 localizadores apicais na localização de perfurações de canais radiculares: Um Estudo Ex Vivo. J Endod 2014;40:1241-44.

59. **Masoud Saatchi, Mohammad Ghasem Aminozarbian, Seyed Mohsen Hasheminia, Amin Mortaheb**. Influência da Periodontite Apical na Precisão de 3 Dispositivos Electrónicos de Medição

do Comprimento do Canal Radicular: Um estudo in vivo. J Endod 2014; 40:355-59.

60. **Lekha Santhosh, Pooja Raiththa, Srirekha Aswathanarayana, Srinivas Panchajanya, Jayakumar Thimmaraya Reddy, Shwetha Rajanna Susheela.** Influência da curvatura da raiz na precisão de um localizador apical eletrónico: Um estudo in vitro. J Conserv Dent 2014; 17:583-86.

61. **Fabio Luiz Cunha D' Assuncao, Julio Cezar Nascimento Sousa, Kayo Cesar Amaro Felinto, Thiago Clistines de Medeiros, Diego Tavares Leite, Roussa Bezerra de Lucena.** Precisão e repetibilidade de 3 localizadores apicais na localização de perfurações de canais radiculares: Um estudo ex-vivo. J Endod 2014;40:1241-44.

62. **Manuela Manuni, Pietro Palopoli, Lorenzo Lorio, Gabriele Conte, Luigi Cianconi.** Precisão de um EAL no retratamento de dentes obturados com materiais à base de plástico ou de guta percha reticulada: Um estudo ex-vivo. J Endod 2014;40:2061-65.

63. **Ugur Aydin, Emrah Karataslioglu, Fatih Aksoy, Cihan Yildirim.** Avaliação in vitro de Root ZX e Raypex 6 em dentes com diferentes diâmetros apicais. J Conserv Dent 2015;18:66-69.

64. **DV Swapna, Akash Krishna1, Anand C Patil, Rashmi K, Veena S Pai, Ranjini MA.** Comparação de localizadores ex de terceira geração versus quarta geração na deteção de constrição apical: Um estudo in vivo. J Conserv Dent 2015;18:288-91.

65. **Bruno Carvalho de Vasconcelos, Rebeca Dibe Verissino, Chaves Nilton Vivacqua Gomes, George Tacicio de Miranda Candeiro, Ricardo Affonso Bernardes, Rodrigi Ricci Vivan, Marco Antonio Hungaro Duarte.** Avaliação ex-vivo da precisão de localizadores eletrônicos de forame em canais rotatórios com forame apical obstruído. J Endod 2015;41:1551-4.

66. **Nasil Sakkir, Mohammed Asifulla, Vinay Chandra, Mohammed Idris, Shuaib Farooq Razvi, Geeta I.B.** Avaliação in vitro da precisão de cinco localizadores apicais electrónicos diferentes. Saudi Endod J 2015;5:177-81.

67. **Manoel Brito-Junior, Luis A. N. Santos, Erika N. Baleeiro, Marisa M. F. Pego, Nubia B. Eleuterio e Carla C. Camilo.** Medidas lineares para determinar o comprimento de trabalho de canais

curvos com limas finas: radiografia convencional versus digital. J Oral Sci 2009;51:559-64.

68. **McDonald NJ**. A determinação eletrónica do comprimento de trabalho. Dent Clin North Amer. 1992; 36:293.

69. **White e Pharoah.** Princípios e interpretação da radiologia oral. $5^{th}$ed.

70. **Walton Torabinejad.** Pr inciples and practice of Endodontics. $3^{rd}$ed.

71. **Fabio Luiz Cunha D'Assunçào, Diana Santana de Albuquerque e LinaldaCorreia de Queiroz Ferreira**. A capacidade de dois localizadores apicais em localizar o forame apical: Um Estudo In Vitro. J Endod 2006; 32:560-62.

72. **Chintan Joshi, K. C. Ponnappa**. Efeito de várias soluções de irrigação na determinação do comprimento de trabalho pelo localizador eletrónico do ápice: Estudo in vitro. J. Int Oral Health 2011;3:59-66.

73. **Nikhil Puri, Rupali Chadha, Pragya Kumar, Komal Puri**. Uma comparação in vitro da raiz determinação do comprimento do canal pelos localizadores apicais DentaPort ZX e iPex. J Conserv Dent 2013;16:555-58.

74. **Bernardes et al**. Avaliação da precisão da determinação do comprimento com 3 localizadores apicais electrónicos: Root ZX, Elements Diagnostic Unit e Apex Locator, e RomiAPEX D-30. OOOOE 2007; xx(x):1-4.

75. **Inamdar Saquib, Sureshchandra B**. Localizadores electrónicos do ápice - uma perspetiva milenar. Endodontologia. 37-41.

76. **Miletic V, Beljic-Ivanovic K, Ivanovic V**. Reprodutibilidade clínica de três localizadores apicais electrónicos. Int Endod J 2011;44;769-76.

77. **Kalyan Vinayak Chakravarthy Pishipati**. Uma comparação in vitro do localizador apical Propex II com o método radiográfico padrão. Iranian Endod J 2013;8:114-17.

78. **Slavcho Dimitrov, Dimitur Roshkev**. Localizador apical adaptativo de sexta geração. Jornal

do IMAB - Processo Anual (Artigos Científicos) 2009. 75-78.

79. **Tenente Comandante Gregory T. Engel e Capitão Scott B. McClanahan**. Aplicação clínica de localizadores apicais electrónicos com ênfase no Root ZX®. Atualização clínica 2003; 25:17-18.

80. **Mayeda DL, Simon JH, Aimar DF, Finley K**. Exatidão da medição in vivo em canais vitais e necróticos com o localizador apical Endex. J Endod 1993;19:545-8.

81. **Dunlap CA, Remeikis NA, BeGole EA, Rauschenberger CR**. Uma avaliação in vivo de um localizador eletrónico do ápice que utiliza o método do rácio em canais vitais e necróticos. J Endod 1998;24:48-50.

82. **Alves A M H, Felippe W T, Rocha M J C**. Avaliação ex vivo da capacidade do Tri Auto ZX em localizar o forame apical durante o retratamento do canal radicular. Int Endod J 2005; 38:718-24.

83. **Fabio L C D'A et al**. A Capacidade de Dois Localizadores Apicais para Localizar o Forame Apical: Um Estudo In Vitro J Endod 2006;32:560-62.

84. **Pilot T F, Pitts D L**. Determinação das alterações de impedância a frequências variáveis em relação à posição da lima do canal radicular e aos irrigantes. J Endod 1997 ;23:729-34.

85. **Huang L**. Um estudo experimental do princípio da medição eletrónica do canal radicular. J Endod 1987;13: 60-64.

86. **Stein TJ, Corcoran JF, Zillich RM**. Influência dos diâmetros dos forames maior e menor nas medições apicais da sonda eletrónica. J Endod 1990; 16:520-22.

87. **Camargo et al**. Influência da pré-laring na precisão das EALs. J Endod 2009; 35:1300-1302.

88. **Ibarrola JL, Chapman BL, Howard JH, Knowles KI, Ludlow MO**. Efeito da pré-flaring nos localizadores apicais Root ZX. J Endod 1999; 25:625-26.

89. **Técnicas endodônticas**. O papel dos localizadores electrónicos do ápice. Aus dent practice.2012: 168-172.

90. **Asako Oishi, Takatomo Yoshioka, Chihiro Kobayashi e Hideaki Su**. Deteção eletrónica de

constrições do canal radicular. J Endod 2002; 28:361-64.

91. **S. M. Ardeshna, M. Flanagan, Y.-L. Ng & K. Gulabivala.** Uma investigação ex vivo da relação entre a impedância radicular apical e a anatomia do canal. Int Endod J 2011;44:525-33.

92. **Chris Siu, J. Gordon Marshall e J. Craig Baumgartner.** Uma comparação in vivo do Root ZX II, do Apex NRG XFR e do Mini Apex Locator utilizando limas rotativas de níquel-titânio. J Endod 2009;35:962-65.

93. **S. Saritha, K.S. Uloopi, C. Vinay, R. Chandra Sekhar, V.V. Rao.** Avaliação clínica do localizador eletrónico de ápices Root ZX II em dentes decíduos. Arquivos Europeus de Odontopediatria 2012;13:32- 35.

94. **A. P. C. A. Beltrame, T. C. Triches, N. Sartori , M. Bolan.** Determinação eletrónica do comprimento de trabalho do canal radicular em dentes molares primários: um estudo in vivo e ex vivo. Int Endod J 2011;44:402-406.

95. **Ounsi HF, Naaman A.** Avaliação in vitro da fiabilidade do localizador apical eletrónico Root ZX. Int Endod J 1999;32:120-23.

96. **Angwaravong O, Panitvisai P.** Precisão de um localizador eletrónico do ápice em dentes decíduos com reabsorção radicular. Int Endod J. 2009;42:115-21.

97. **Goldberg F, De Silvio AC, Manfre S, Nastri N.** Precisão da medição in vitro de um localizador apical eletrónico em dentes com reabsorção radicular apical simulada. J Endod 2002;28:461-63.

98. **Shabahang S, Goon WW, Gluskin AH.** Uma avaliação in vivo do localizador apical eletrónico Root ZX. J Endod 1996;22:616-8.

99. **Piasecki L, Carneiro E, Fariniuk LF, et al.** Precisão do Root ZX II na localização de forames em dentes com periodontite apical: um estudo in vivo. J Endod 2011; 37:1213-6.

100. **Herrera M, Abalos C, Planas AJ, et al.** Influência do diâmetro da constrição apical na precisão do localizador apical Root ZX. J Endod 2007; 33:995-8.

101. **Fernando Goldberg, Benjamin Brisen Marroquin, Santiago Frajlich e Cristian Dreyer.** Avaliação in vitro da capacidade de três localizadores apicais para determinar o comprimento de trabalho durante o retratamento.

J Endod 2005;31:676-78.

102. **Brunton PA, Abdeen D, Macfarlane TV.** O efeito de um localizador apical na exposição à radiação durante a terapia endodôntica. J Endod 2002;28:524-6.

103. **Rodrigo Sanches Cunha, Vanessa de Oliveira Alves, Renata Gargione Prado, Sérgio Luiz Pinheiro, Carlos Eduardo da Silveira Bueno.** Influência dos solventes de guta-percha utilizados no retratamento endodôntico sobre a eficácia do localizador apical Root ZX II. ENDO (LondEngl) 2010; 4:263-66.

104. **AElAyouti, I. Kimionis, A.-L. Chu & C. Lost**. Determinação do terminal apical de dentes ressecados com raiz usando três localizadores apicais modernos: um estudo comparativo ex vivo. Int Endod J 2005;38:827-33.

105. **Beach CW, Bramwell JD, Hutter JW**. Utilização de um localizador eletrónico do ápex num paciente com pacemaker cardíaco. J Endod 1996;22:182-84.

106. **Garofalo RR, Ede EN, Dorn SO, Kuttler S**. Effect of electronic apex locators on cardiac pacemaker function. J Endod 2002; 28:831-33.

107. **Lumnije Kqiku, Peter Stadtler**. Determinação radiográfica versus eletrónica do comprimento de trabalho do canal radicular. IJDR 2011;22:777-80.

108. **S. Andrian, GianinaIovan, A. Georgescu, C. Arnàufeanu, Simona Stoleriu**. Um estudo comparativo sobre a precisão dos métodos radiológicos e electrónicos para determinar os comprimentos de trabalho do canal radicular. Revista Internacional de Medicina Dentária 2012;2:172- 77.

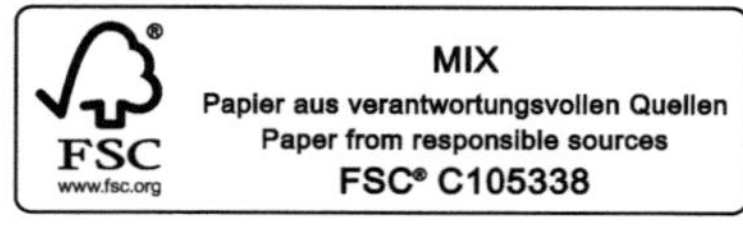


Printed by Books on Demand GmbH, Norderstedt / Germany